黄帝内經靈樞卷第一

九鍼十二原第一

黄帝問於岐伯曰余子万民養百姓而收其租税余

哀其不給而属有疾病余欲勿使被毒薬無用砭石

欲以微鍼通其経脉調其血気営其順逆出之会

今可令終而不滅久而不絶

淺野周校正 霊枢 原文（鍼経）

淺野 周

まえがき

中国で鍼灸師に会うと、必ず彼らは『素問』、『霊枢』、『甲乙』、『大成』は暗記しているという。学校の『医籍選』で習ったのは『素問』、『霊枢』、『難経』だが、『難経』を暗記していると自慢する人には会ったことがない。『難経』には経穴が八会穴しか記載されておらず、八会穴のみを使って治療する人など存在していないからだろう。私は鍼と名がつく書籍だけは鍼灸にとって重要だと考える。確かに『千金要方』や『外台秘要』などにも経穴の記載が多いが、それらは漢方薬を中心に述べられている。やはり鍼と命名された書籍が鍼灸師には重要だと考える。すると『鍼経』、『甲乙』、『大成』の三冊が重要だろう。『素問』は分量が多いものの、鍼の内容が少ない。そして私は『鍼灸甲乙経』と『鍼灸大成』の出版に関わってきた。当然にして『鍼経』と呼ばれている、最後の『霊枢』に取り掛かるべきだろう。ところが世の中には複数冊の『霊枢』が存在する。それぞれ校正した人によって文字が少しずつ異なるのだ。『霊枢』は古い書物であり、竹簡や木簡に書かれていた。そのため読み込まれているうちに木簡を繋いでいる糸が切れてバラバラになり、その拍子に竹簡の一枚が紛失し、どう繋がれていたか分からなくなり、さらに手垢がついて真っ黒になり、文字の判読が不鮮明になる。そこで元の『霊枢』がどのように繋がっていたか、書かれていた文字は何だったのかを解明しなければならない。そこで歴代の鍼灸家が、正しいと思われるだろう順序に『霊枢』を繋ぎ直し、正しいと思われる文字に書き改める。こうして数冊の『霊枢』が出来上がり、私も、その1人となる。

『霊枢』の翻訳書は、日本にも存在する。しかし原文は少ない。一般社会の翻訳を見ると、これは如何なものかと思えるものがいくつかある。例えば映画の「ラバーズ（Lovers）」は、原作では「謀（はかりごと）」だ。また松田聖子の「赤いスイトピー」が、中国では「老人と犬」だったと思う。このように原作と翻訳が、まったく違うこともある。そこで『霊枢』の現代語訳を出したからには、その原文も出さねばならない。そうしなければ翻訳文が正しいのか、それとも創作なのかが判断できない。幸いにして日本人は漢字が読めるので、漢文ならば意味がだいたい取れる。そこで原文も出版することにした。特に『素問』や『霊枢』は、教科書に多く引用されている。また、別の訳者が翻訳した『霊枢』を持っているが、その原文がどう書かれているか気になる読者も多いと思う。そこで、私が訳した『霊枢』の参考となるだけでなく、他の人が訳した『霊枢』を持っている人のためにも、原文を別にして出版することにした。本書の出版により、鍼灸師が『霊枢』を読むようになることを期待する。

目次

霊枢・九鍼十二原

黄帝問於歧伯曰、余子万民、養百姓、而収其租税。余哀其不給、而属有疾病。余欲勿使被毒薬、無用砭石（へんせき）、欲以微鍼通其経脈、調其血気、営其逆順出入之会。令可伝於後世、必明為之法。令終而不滅、久而不絶、易用難忘、為之経紀。異其篇章、別其表裏、為之終始。令各有形、先立鍼経。願聞其情。歧伯答曰、臣請推而次之、令有綱紀、始於一、終於九焉。請言其道。小鍼之要、易陳而難入、粗守形、上守神、神乎、神客在門、未観其疾、悪知其原。刺之微、在速遅。粗守関、上守機、機之動、不離其空。空中之機、清静而微、其来不可逢、其往不可追。知機之道者、不可掛以髪。不知機道、叩之不発。知其往来、要与之期、粗之闇乎、妙哉工独有之。往者為逆、来者為順、明知逆順、正行無問。逆而奪之、悪得無虚？追而済之、悪得無実？迎之随之、以意和之、鍼道畢矣。凡用鍼者、虚則実之、満則泄之、宛陳則除之、邪勝則虚之。大要曰、徐而疾則実、疾而徐則虚。言実与虚、若有若無。察後与先、若存若亡。為虚為実、若得若失。虚実之要、九鍼最妙。補瀉之時、以鍼為之。瀉曰、必持内之、放而出之、排陽得鍼、邪気得瀉。按而引鍼、是謂内温、血不得散、気不得出也。補曰随之、随之意、若妄之。若行若按、如蚊虻止、如留而還、去如弦絶、令左属右。其気故止。外門已閉、中気乃実、必無留血、急取誅之。持鍼之道、堅者為宝、正指直刺、無鍼左右。神在秋毫、属意病者、審視血脈、刺之無殆。方刺之時、必在懸陽、及与両衡、神属勿去、知病存亡。血脈者、在腧横居、視之独澄、切之独堅。九鍼之名、各不同形。一曰鑱鍼（ざんしん）、長一寸六分。二曰圓鍼、長一寸六分。三曰鍉鍼（ていしん）、長三寸半。四曰鋒鍼、長一寸六分。五曰鈹鍼（ひしん）、長四寸、広二分半。六曰圓利鍼、長一寸六分。七曰毫鍼、長三寸六分。八曰長鍼、長七寸。九曰火鍼、長四寸。鑱鍼者、頭大末鋭、去瀉陽気。圓鍼者、鍼如卵形、揩摩分間、不得傷肌肉、以瀉分気。鍉鍼者、鋒如黍粟之鋭、主按脈、勿陥、以致其気。鋒鍼者、刃三隅、以発痼疾。鈹鍼者、末如剣鋒、以取大膿。圓利鍼者、尖如氂、且圓且鋭、中身微大、以取暴気。毫鍼者、尖如蚊虻喙、静以徐往、微以久留、正気因之、真邪倶往、出鍼而養、以取痛痹。長鍼者、鋒利身薄、可以取遠痹。火鍼者、尖如梃、其鋒微圓、以瀉機関之水也。九鍼畢矣。夫気之在脈也、邪気在上、濁気在中、清気在下。故鍼陥脈則邪気出、鍼中脈則濁気出。鍼太深則邪気反沈、病益甚。故曰、皮肉筋脈、各有所処、病各有所宜。各不同形、各以任其所宜。無実実、無虚虚。損不足而益有余、是謂甚病、病益甚。取五脈者死、取三陽之脈者恇。奪陰者死、奪陽者狂。鍼害畢矣。刺之而気不至、無問其数。刺之而気至、乃去之、勿復鍼。鍼各有所宜、各不同形、各任其所為。刺之要、気至而有効、効之信、若風之吹雲、明乎若見蒼天。刺之道畢矣。黄帝曰、願聞五臓六腑所出之処。岐伯曰、五臓五腧、五五二十五腧。六腑六腧、六六三十六腧。経脈十二、絡脈十五、凡二十七気以上下。所出為井、所溜為滎、所注為兪、所行為経、所入為合、二十七気所行、皆在五腧也。節之交、三百六十五会。知其要者、一言而終。不知其要、流散無窮。所言節者、神気之所遊行出入也、非皮肉筋骨也。観其色、察其目、知其散復。一其形、聴其動静、知其邪正。右主推之、左持而御之、気至而去之。凡将用鍼、必先診脈、視気之劇易、乃可以治也。五臓之気、已絶於内、而用鍼者、反実其外、是謂重竭。重竭必死、其死也静。治之者、輒反其気、取腋与膺。五臓之気、已絶於外、而用鍼者、反実其内、是謂逆厥。逆厥則必死、其死也躁。治之者、反取四末。刺之害、中而不去、則精泄。不中而去、則致気。精泄、則病益甚而恇。致気、則生為癰瘍。五臓有六腑、六腑有十二原、十二原出於四関、四関主治五臓。五臓有疾、当取之十二原。十二原者、五臓之所以、稟三百六十五節気味也。五臓有疾也、応出十二原。而原各有所出。明知其原、観其応、而知五臓之害矣。陽中之少陰、肺也、其原出於太淵、太淵二。陽中之太陽、心也、其原出於大陵、大陵二。陰中之少陽、肝也、其原出於太衝、太衝二。陰中之至陰、脾也、其原出於太白、太白二。陰中之太陰、腎也、其原出於太谿、太谿二。膏之原、出於鳩尾、鳩尾一。肓之原、出於脖胦（ぼつよう）、脖胦一。凡此十二原者、主治五臓六腑之有疾者也。脹取三陽、飧泄（そんせつ）取三陰。今夫五臓之有疾也。譬猶刺也、猶汚也、猶結也、猶閉也。刺雖久、猶可抜也。汚雖久、猶可雪也。結雖久、猶可解也。閉雖久、猶可決也。或言久疾、之不可取者、非其説也。夫善用鍼者、取其疾也、猶抜刺也、猶雪汚也、猶解結也、猶決閉也。疾雖久、猶可畢也。言不可治者、未得其術也。刺諸熱者、如以手探湯。刺寒清者、如人不欲行。陰有陽疾者、取之下陵三里、正往無殆。気下乃止、不下復始也。疾高而内者、取之陰之陵泉。疾高而外者、取之陽之陵泉。

霊枢・本輸

黄帝問於岐伯曰、凡刺之道、必通十二経絡之所終始、絡脈之所別処、五輸之所留止、六腑之所与合、四時之所出入、五臓之所溜処、闊数之度、浅深之状、高下所至。願聞其解。岐伯曰、請言其次也。肺出於少商、少商者、手大指端内側也、為井木。溜於魚際、魚際者、手魚也、為滎。注於太淵、太淵、魚後一寸陥者中也、為腧。行於経渠、経渠、寸口中也、動而不居、為経。入於尺沢、尺沢、肘中之動脈也、為合。手太陰経也。心出於中衝、中衝、手中指之端也、為井木。溜於労宮、労宮、掌中―中指本節之内間也、為滎。注於大陵、大陵、掌後―両骨之間方下者也、為腧。行於間使、間使之道、両筋之間、三寸之中也、有過則至、無過則止、為経。入於曲沢、曲沢、肘内廉―下陥者之中也、屈而得之、為合。手少陰経也。肝出於大敦、大敦者、足大指之端、及三毛之中也、為井木。溜於行間、行間、足大指間也、為滎。注於太衝、太衝、行間上二寸陥者之中也、為腧。行於中封、中封、内踝之前一寸半、陥者之中、使逆則宛、使和則通、揺足而得之、為経。入於曲泉、曲泉、輔骨之下、大筋之上也、屈膝而得之、為合。足厥陰経也。脾出於隠白、隠白者、足大指之端内側也、為井木。溜於大都、大都、本節之後、下陥者之中也、為滎。注於太白、太白、核骨之下也、為腧。行於商丘、商丘、内踝之下、陥者之中也、為経。入於陰之陵泉、陰之陵泉、輔骨之下、陥者之中也、伸而得之、為合。足太陰経也。腎出於湧泉、湧泉者、足心也、為井木。溜於然谷、然谷、然骨之下者也、為滎。注於太谿、太谿、内踝之後、跟骨之上、陥者中也、為兪。行於復溜、復溜、上内踝二寸、動而不休、為経。入於陰谷、陰谷、輔骨之後、大筋之下、小筋之上也、按之応手、屈膝而得之、為合。足少陰経也。膀胱出於至陰、至陰者、足小指之端也、為井金。溜於通谷、通谷、本節之前外側也、為滎。注於束骨、束骨、本節之後、陥者中也、為兪。過於京骨、京骨、足外側大骨之下、為原。行於崑崙、崑崙、在外踝之後、跟骨之上、為経。入於委中、委中、膕中央、為合、委而取之。足太陽経也。胆出於竅陰、竅陰者、足小指次指之端也、為井金。溜於俠谿、俠谿、足小指次指之間也、為滎。注於臨泣、臨泣、上行一寸半、陥者中也、為兪。過於丘墟、丘墟、外踝之前下、陥者中也、為原。行於陽輔、陽輔、外踝之上、輔骨之前、及絶骨之端也、為経。入於陽之陵泉、陽之陵泉、在膝外陥者中也、為合、伸而取之。足少陽経也。胃出於厲兌、厲兌者、足大指内、次指之端也、為井金。溜於内庭、内庭、次指外間也、為滎。注於陥谷、陥谷者、上中指内間、上行二寸、陥者中也、為兪。過於衝陽、衝陽、足跗上五寸、陥者中也、為原、揺足而得之。行於解谿、解谿、上衝陽一寸半、陥者中也、為経。入於下陵、下陵、膝下三寸、胻骨外三里也、為合。復下三里三寸、為巨虚上廉。復下上廉三寸、為巨虚下廉也。大腸属上、小腸属下、足陽明胃脈也。大腸小腸、皆属于胃。是足陽明也。三焦者、上合手少陽、出於関衝、関衝者、手小指次指之端也、為井金。溜於液門、液門、小指次指之間也、為滎。注於中渚、中渚、本節之後、陥者中也、為兪。過於陽池、陽池、在腕上、陥者之中也、為原。行於支溝、支溝、上腕三寸、両骨之間、陥者中也、為経。入於天井、天井、在肘外、大骨之上、陥者之中也、為合、屈肘乃得之。三焦下兪、在於足太陽之前、少陽之後、出於膕中外廉、名曰委陽、是太陽絡也。手少陽経也。三焦者、足少陽太陽之所将、太陽之別也。上踝五寸、別入貫腨(せん)陽、出於委陽、並太陽之正、入絡膀胱、約下焦。実則閉癃(りゅう)、虚則遺溺。遺溺則補之、閉癃則瀉之。小腸者、上合手太陽、出於少沢、少沢、小指之端也、為井金。溜於前谷、前谷、在手外廉本節前、陥者中也、為滎。注於後谿、後谿者、在手外側、本節之後也、為兪。過於腕骨、腕骨、在手外側、腕骨之前、為原。行於陽谷、陽谷、在鋭骨之下、陥者中也、為経。入於小海、小海、在肘内、大骨之外、去肘端半寸、陥者中也、伸臂而得之、為合。手太陽経也。大腸上合手陽明、出於商陽、商陽、大指次指之端也、為井金。溜於本節之前、二間、為滎。注於本節之後、三間、為兪。過於合谷、合谷、在大指歧骨之間、為原。行於陽谿、陽谿、在両筋間、陥者中也、為経。入於曲池、在肘、外輔骨、陥者中、屈臂而得之、為合。手陽明也。是謂五臓六腑之腧、五五二十五腧、六六三十六腧也。六腑皆出、足之三陽、上合於手者也。缺盆之中、任脈也、名曰天突。一次任脈側之動脈、足陽明也、名曰人迎。二次脈、手陽明也、名曰扶突。三次脈、手太陽也、名曰天窓。四次脈、足少陽也、名曰天容。五次脈、手少陽也、名曰天牖。六次脈、足太陽也、名曰天柱。七次脈、頚中央之脈、督脈也、名曰風府。腋内動脈、手太陰也、名曰天府。腋下三寸、手心主也、名曰天池。刺上関者、呿不能欲。刺下関者、欲不能呿。刺犢鼻者、屈不能伸。刺両関者、伸不能屈。足陽明、挟喉之動脈也。其腧在膺中。手陽明、次在其腧外、不至曲頬一寸。手太陽、当曲頬。足少陽、在耳下、曲頬之後。手少陽、出耳後、上加完骨之上。足太陽、挟項大筋之中、髪際。陰尺動脈在五里、五腧之禁也。肺合大腸、大腸者、伝道之腑。心合小腸、小腸者、受盛之腑。肝合胆、胆者、中精之腑。脾合胃、胃者、五穀之腑。腎合膀胱、膀胱者、津液之腑也。少陰属腎、腎上連肺、故将両臓。三焦者、中瀆之腑也、水道出焉、属膀胱、是孤之腑也。是六腑之所与合者。春取絡脈・諸滎・大経・分肉之間、甚者深取之、間者浅取之。夏取諸腧・孫絡・肌肉・皮膚之上。秋取諸合、余如春法。冬取諸井・諸腧之分、欲深而留之。此四時之序、気之所処、病之所舎、鍼之所宜。転筋者、立而取之、可令遂已。痿厥者、張而刺之、可令立快也。

霊枢・小鍼解

所謂易陳者、易言也。難入者、難著於人也。粗守形者、守刺法也。上守神者、守人之血気有余不足、可補瀉也。神客者、正邪共会也。神者、正気也。客者、邪気也。在門者、邪循正気之所出入也。未覩其疾者、先知邪正何経之疾也。悪知其原者、先知何経之病、所取之処也。刺之微在数遅者、徐疾之意也。粗守関者、守四肢而不知血気正邪之往来也。上守機者、知守気也。機之動不離其空中者、知気之虚実、用鍼之徐疾也。空中之機、清浄而微者、鍼以得気、密意守気、勿失也。其来不可逢者、気盛、不可補也。其往不可追者、気虚、不可瀉也。不可掛以髪者、言気易失也。扣之不発者、言不知─補瀉之意也、血気已尽、而気不下也。知其往来者、知気之逆順盛虚也。要与之期者、知気之可取之時也。粗之闇者、冥冥不知─気之微密也。妙哉工独有之者、尽知鍼意也。往者為逆者、言気之虚而小、小者逆也。来者為順者、言形気之平、平者順也。明知逆順、正行無問者、言知所取之処也。迎而奪之者、瀉也。追而済之者、補也。所謂虚則実之者、気口虚而当補之也。満則泄之者、気口盛而当瀉之也。宛陳則除之者、去血脈也。邪勝則虚之者、言諸経有盛者、皆瀉其邪也。徐而疾則実者、言徐内而疾出也。疾而徐則虚者、言疾内而徐出也。言実与虚、若有若無者、言実者有気、虚者無気也。察後与先、若亡若存者、言気之虚実、補瀉之先後也、察其気之已下与常存也。為虚与実、若得若失者、言補者、佖然若有得也、瀉則怳然若有失也。夫気之在脈也、邪気在上者、言邪気之中人也高、故邪気在上也。濁気在中者、言水穀皆入於胃、其精気、上注於肺、濁留於腸胃。言寒温不適、飲食不節、而病生於腸胃、故命曰、濁気在中也。清気在下者、言清湿地気之中人也、必従足始、故曰、清気在下也。鍼陥脈則邪気出者、取之上。鍼中脈則濁気出者、取之陽明合也。鍼太深、則邪気反沈者、言浅浮之病、不欲深刺也、深則邪気従之入、故曰、反沈也。皮肉筋脈、各有所処者、言経絡各有所主也。取五脈者死、言病在中、気不足、但用鍼尽大瀉、其諸陰之脈也。取三陽之脈者恇、言尽瀉三陽之気、令病人恇然不復也。奪陰者死、言取尺之五里、五往者也。奪陽者狂、正言也。観其色、察其目、知其散復、一其形、聴其動静者、言上工、知相五色於目、有知調尺寸小大緩急滑渋、以言所病也。知其邪正者、知論虚邪与正邪之風也。右主推之、左持而御之者、言持鍼而出入也。気至而去之者、言補瀉気調而去之也。調気在於終始一者、持心也。節之交、三百六十五会者、絡脈之滲灌諸節者也。所謂五臓之気、已絶於内者、脈口気内絶不至、反取其外之病処与陽経之合、有留鍼以致陽気。陽気至則内重竭、重竭則死矣、其死也、無気以動、故静。所謂五臓之気、已絶於外者、脈口気外絶不至、反取其四末之腧、有留鍼以致其陰気、陰気至則陽気反入、入則逆、逆則死矣。其死也、陰気有余、故躁。所以察其目者、五臓使五色循明、循明則声章、声章者、則言声与平生異也。

霊枢・邪気臓腑病形

黄帝問於岐伯曰、邪気之中人也、奈何？　岐伯答曰、邪気之中人高也。黄帝曰、高下有度乎？　岐伯曰、身半以上者、邪中之也。身半以下者、湿中之也。故曰、邪之中人也、無有常。中於陰則溜於腑、中於陽則溜於経。黄帝曰、陰之与陽也、異名同類、上下相会、経絡之相貫、如環無端。邪之中人、或中於陰、或中於陽、上下左右、無有恒常。其故何也？　岐伯曰、諸陽之会、皆在於面。中人也、人之方乗虚時、及新用力、若飲食、汗出腠理開、而中於邪。中於面、則下陽明。中於項、則下太陽。中於頬、則下少陽。其中於膺背両脇、亦中其経。黄帝曰、其中於陰、奈何？　岐伯答曰、中於陰者、常従臂胻始。夫臂与胻、其陰皮薄、其肉淖沢、故倶受於風、独傷其陰。黄帝曰、此故傷其臓乎？　岐伯答曰、身之中於風也、不必動臓。故邪入於陰経、則其臓気実、邪気入而不能客、故還之於腑。故中陽則溜於経、中陰則溜於腑。黄帝曰、邪之中人臓、奈何？　岐伯曰、愁憂恐懼、則傷心。形寒、寒飲、則傷肺。以其両寒相感、中外皆傷、故気逆而上行。有所堕墜、悪血留内、若有所大怒、気上而不下、積於脇下、則傷肝。有所撃仆、若酔入房、汗出当風、則傷脾。有所用力挙重、若入房過度、汗出浴水、則傷腎。黄帝曰、五臓之中風、奈何？　岐伯曰、陰陽倶感、邪乃得往。黄帝曰、善哉。黄帝問於岐伯曰、首面与身形也。属骨連筋、同血合於気爾。天寒則裂地凌冰。其卒寒、或手足懈惰、然而其面不衣、何也？　岐伯答曰、十二経脈、三百六十五絡、其血気、皆上於面、而走空竅。其精陽気、上走於目而為睛。其別気、走於耳而為聴。其宗気、上出於鼻而為臭。其濁気、出於胃、走唇舌而為味。其気之津液、皆上熏於面、而皮又厚、其肉堅。故天気甚寒、不能勝之也。

黄帝曰、邪之中人、其病形、何如？　岐伯曰、虚邪之中身也、洒淅動形。正邪之中人也微、先見於色、不知於身。若有若無、若亡若存、有形無形、莫知其情。黄帝曰、善哉。黄帝問於岐伯曰、余聞之、見其色、知其病、命曰明。按其脈、知其病、命曰神。問其病、知其処、命曰工。余願聞、見而知之、按而得之、問而極之、為之奈何？　岐伯答曰、夫色脈与尺之相応也、如桴鼓影響之相応也、不得相失也。此亦本末根葉之出候也、故根死則葉枯矣。色脈形肉、不得相失也。故知一則為工、知二則為神、知三則神且明矣。黄帝曰、願卒聞之。岐伯答曰、色青者、其脈弦也。赤者、其脈鉤也。黄者、其脈代也。白者、其脈毛。黒者、其脈石。見其色而不得其脈、反得其相勝之脈、則死矣。得其相生之脈、則病已矣。黄帝問於岐伯曰、五臓之所生、変化之病形、何如？　岐伯答曰、先定其五色五脈之応、其病乃可別也。黄帝曰、色脈已定、別之奈何？　岐伯曰、調其脈之緩急、小大、滑渋、而病変定矣。黄帝曰、調之奈何？　岐伯答曰、脈急者、尺之皮膚亦急。脈緩者、尺之皮膚亦緩。脈小者、尺之皮膚亦減而少気。脈大者、尺之皮膚亦賁而起。脈滑者、尺之皮膚亦滑。脈渋者、尺之皮膚亦渋。凡此六変者、有微有甚。故善調尺者、不待於寸。善調脈者、不待於色。能三合而行之者、可以為上工、上工十全九。行二者、為中工、中工十全七。行一者、為下工、下工十全六。黄帝曰、請問、脈之緩急、小大、滑渋之病形、何如？　岐伯曰、臣請言、五臓之病変也。心脈急甚者為瘛瘲（けいしょう）。微急為心痛引背、食不下。緩甚為狂笑。微緩為伏梁、在心下、上下行、時唾血。大甚為喉吤。微大為心痹引背、善涙出。小甚為善噦。微小為消癉（たん）。滑甚為善渇。微滑為心疝引臍、小腹鳴。渋甚為瘖。微渋為血溢、維厥、耳鳴、癲疾。肺脈急甚為癲疾。微急為肺寒熱、怠惰、咳唾血、引腰背胸、若鼻息肉不通。緩甚為多汗。微緩為痿瘻、偏風、頭以下汗出不可止。大甚為脛腫。微大為肺痹引胸背、起悪日光。小甚為泄。微小為消癉。滑甚為息賁上気。微滑為上下出血。渋甚為嘔血。微渋為鼠瘻、在頸支腋之間、下不勝其上、其応善痠矣。肝脈急甚者為悪言。微急為肥気、在脇下、若覆杯。緩甚為善嘔。微緩為水瘕痹也。大甚為内癰、善嘔衄。微大為肝痹、陰縮、咳引小腹。小甚為多飲。微小為消癉。滑甚為㿉（たい）疝。微滑為遺溺。渋甚為溢飲。微渋為瘈攣筋痹。脾脈急甚為瘈瘲。微急為膈中、食飲入而還出、後沃沫。緩甚為痿厥。微緩為風痿、四肢不用、心慧然若無病。大甚為撃仆。微大為痞（ひ）気、腹裏大膿血、在腸胃之外。小甚為寒熱。微小為消癉。滑甚為㿉癃、微滑為虫毒蛕蝎腹熱。渋甚為腸㿉。微渋為内潰、多下膿血。腎脈急甚為骨癲疾。微急為沈厥奔豚、足不収、不得前後。緩甚為折脊。微緩為洞、洞者、食不化、下嗌還出。大甚為陰痿。微大為石水、起臍以下至小腹腄腄然、上至胃脘、死不治。小甚為洞泄。微小為消癉。滑甚為癃㿉。微滑為骨痿、坐不能起、起則目無所見。渋甚為大癰。微渋為不月、沈痔。黄帝曰、病之六変者、刺之奈何？岐伯答曰、諸急者、多寒。緩者、多熱。大者、多気少血。小者、血気皆少。滑者、陽気盛、微有熱。渋者、多血少気、微有寒。是故刺急者、深内而久留之。刺緩者、浅内而疾発鍼、以去其熱。刺大者、微瀉其気、無出其血。刺滑者、疾発鍼而浅内之、以瀉其陽気而去其熱。刺渋者、必中其脈、随其逆順而久留之、必先按而循之、已発鍼、疾按其痏、無令其血出、以和其脈。諸小者、陰陽形気、倶不足、勿取以鍼、而調以甘薬也。黄帝曰、余聞、五臓六腑之気、滎輸所入為合、令何道従入、入安連過、願聞其故。岐伯答曰、此陽脈之別入於内、属於腑者也。黄帝曰、滎輸与合、各有名乎？　岐伯答曰、滎輸治外経、合治内腑。黄帝曰、治内腑奈何？　岐伯曰、取之於合。黄帝曰、合各有名乎？　岐伯答曰、胃合於三里。大腸合入於巨虚上廉。小腸合入於巨虚下廉。三焦合入於委陽。膀胱合入於委中央。胆合入於陽陵泉。黄帝曰、取之奈何？　岐伯答曰、取之三里者、低跗取之。巨虚者、挙足取之。委陽者、屈伸而索之。委中者、屈而取之。陽陵泉者、正竪膝予之斉、下至委陽之陽、取之。取諸外経者、揄伸而従之。黄帝曰、願聞、六腑之病。岐伯答曰、面熱者、足陽明病。魚絡血者、手陽明病。両跗之上脈、竪陥者、足陽明病、此胃脈也。大腸病者、腸中切痛、而鳴濯濯、冬日重感於寒、即泄、当臍而痛、不能久立。与胃同候、取巨虚上廉。胃病者、腹䐜脹、胃脘当心而痛。上支両脇、膈咽不通、食飲不下。取之三里也。小腸病者、小腹痛、腰脊控睾而痛。時窘之後、当耳前熱。若寒甚、若独肩上熱甚、及手小指次指之間熱。若脈陥者、此其候也。手太陽病也、取之巨虚下廉。三焦病者、腹脹気満、小腹尤堅、不得小便、窘急、溢則為水、留則為脹。候在足太陽之外大絡。大絡在太陽少陽之間、赤見於脈。取委陽。膀胱病者、小腹偏腫而痛、以手按之、即欲小便而不得、肩上熱。若脈陥、及足小指外廉、及脛踝後皆熱。若脈陥、取委中。胆病者、善太息、口苦、嘔宿汁、心下淡淡、恐人将捕之。嗌中吤吤然、数唾。在足少陽之本末、亦視其脈之陥下者、灸之。其寒熱者、取陽陵泉。黄帝曰、刺之有道乎？

岐伯答曰、刺此者、必中気穴、無中肉節。中気穴、則鍼游於巷。中肉節、則皮膚痛。補瀉反、則病益篤。中筋、則筋緩、邪気不出、与其真相搏、乱而不去、反還内著。用鍼不審、以順為逆也。

霊枢・根結

岐伯曰、天地相感、寒暖相移。陰陽之道、孰少孰多？　陰道偶、陽道奇。発於春夏、陰気少、陽気多。陰陽不調、何補何瀉？　発於秋冬、陽気少、陰気多。陰気盛而陽気衰、故茎葉枯槁、湿雨下帰。陰陽相移、何瀉何補？　奇邪離経、不可勝数。不知根結、五臓六腑、折関敗枢、開闔而走、陰陽大失、不可復取。九鍼之玄、要在終始。故能知終始、一言而畢。不知終始、鍼道咸絶。太陽根於至陰、結於命門。命門者、目也。陽明根於厲兌、結於顙大、顙大者、鉗耳也。少陽根於竅陰、結於窓籠、窓籠者、耳中也。太陽為開、陽明為闔、少陽為枢。故開折則肉節瀆而暴病起矣。故暴病者、取之太陽、視有余不足。瀆者、皮肉宛膲而弱也。闔折則気無所止息而痿疾起矣。故痿疾者、取之陽明、視有余不足。無所止息者、真気稽留、邪気居之也。枢折則骨揺而不安於地。故骨揺者、取之少陽、視有余不足。骨揺者、節緩而不収也。所謂骨揺者、揺也。当窮其本也。太陰根於隠白、結於太倉。少陰根於湧泉、結於廉泉。厥陰根於大敦、結於玉英、絡於膻中。太陰為開、厥陰為闔、少陰為枢。故開折、則倉廩無所輸、膈洞。膈洞者、取之太陰、視有余不足。故開折者、気不足而生病也。闔折即気絶而善悲。悲者、取之厥陰、視有余不足。枢折、則脈有所結、而不通。不通者、取之少陰、視有余不足。有結者、皆取之。足太陽根於至陰、溜於京骨、注於崑崙、入於天柱、飛揚也。足少陽根於竅陰、溜於丘墟、注於陽輔、入於天容、光明也。足陽明根於厲兌、溜於衝陽、注於下陵、入於人迎、豊隆也。手太陽根於少沢、溜於陽谷、注於小海、入於天窓、支正也。手少陽根於関衝、溜於陽池、注於支溝、入於天牖、外関也。手陽明根於商陽、溜於合谷、注於陽谿、入於扶突、偏歴也。此所謂十二経者、盛絡皆当取之。一日一夜五十営、以営五臓之精。不応数者、名曰狂生。所謂五十営者、五臓皆受気、持其脈口、数其至也。五十動而不一代者、五臓皆受気。四十動一代者、一臓無気。三十動一代者、二臓無気。二十動一代者、三臓無気。十動一代者、四臓無気。不満十動一代者、五臓無気、予之短期。要在終始。所謂五十動而不一代者、以為常也、以知五臓之期。予知短期者、乍数乍疎也。黄帝曰、逆順五体者、言人骨節之小大、肉之堅脆、皮之厚薄、血之清濁、気之滑渋、脈之長短、血之多少、経絡之数、余已知之矣。此皆布衣匹夫之士也。夫王公大人、血食之君、身体柔脆、肌肉軟弱、血気慓悍滑利。其刺之徐疾、浅深多少、可得同之乎？　岐伯答曰、膏梁菽藿之味、何可同也？　気滑則出疾、気渋則出遅。気悍則鍼小而入浅、気渋則鍼大而入深。深則欲留、浅則欲疾。以此観之、刺布衣者、深以留之。刺大人者、微以徐之。此皆因気慓悍滑利也。黄帝曰、形気之逆順、奈何？　岐伯曰、形気不足、病気有余、是邪勝也、急瀉之。形気有余、病気不足、急補之。形気不足、病気不足、此陰陽気倶不足也、不可刺之。刺之則重不足、重不足則陰陽倶竭、血気皆尽、五臓空虚、筋骨髄枯、老者絶滅、壮者不復矣。形気有余、病気有余、此謂陰陽倶有余也、急瀉其邪、調其虚実。故曰、有余者瀉之、不足者補之、此之謂也。故曰、刺不知逆順、真邪相搏。満而補之、則陰陽四溢、腸胃充郭、肝肺内䐜、陰陽相錯。虚而瀉之、則経脈空虚、血気竭枯、腸胃偪辟、皮膚薄著、毛腠夭膲、予之死期。故曰、用鍼之要、在於知調陰与陽、調陰与陽、精気乃充、合形与気、使神内蔵。故曰、上工平気、中工乱脈、下工絶気ー危生。故曰、下工、不可不慎也。必審ー五臓変化之病、五脈之応、経絡之実虚、皮之柔粗、而後取之也。

霊枢・寿夭剛柔

黄帝問於少師曰、余聞、人之生也、有剛有柔、有弱有強、有短有長、有陰有陽。願聞其方。少師答曰、陰中有陰、陽中有陽。審知陰陽、刺之有方。得病所始、刺之有理。謹度病端、与時相応、内合於五臟六腑、外合於筋骨皮膚。是故内有陰陽、外亦有陰陽。在内者、五臟為陰、六腑為陽。在外者、筋骨為陰、皮膚為陽。故曰、病在陰之陰者、刺陰之滎輸。病在陰之陽者、刺陽之合。病在陽之陰者、刺陰之経。病在陽之陽者、刺絡脈。故曰、病在陽者、命曰風。病在陰者、命曰痹。陰陽倶病、命曰風痹。病有形而不痛者、陽之類也。無形而痛者、陰之類也。無形而痛者、其陽完而陰傷之也。急治其陰、無攻其陽。有形而不痛者、其陰完而陽傷之也。急治其陽、無攻其陰。陰陽倶動、乍有形、乍無形、加以煩心。命曰陰勝其陽、此謂不表不裏、其形不久。黄帝問於伯高曰、余聞、形気病之先後、外内之応奈何？　伯高答曰、風寒傷形、憂恐忿怒傷気。気傷臓、乃病臓。寒傷形、乃応形。風傷筋脈、筋脈乃応。此形気外内之相応也。黄帝曰、刺之奈何？　伯高答曰、病九日者、三刺而已。病一月者、十刺而已。多少遠近、以此衰之。久痹不去身者、視其血絡、尽出其血。黄帝曰、外内之病、難易之治奈何？　伯高答曰、形先病而未入臓者、刺之半其日。臓先病而形乃応者、刺之倍其日。此外内、難易之応也。黄帝問於伯高曰、余聞形有緩急、気有盛衰、骨有大小、肉有堅脆、皮有厚薄、其以立寿夭、奈何？　伯高答曰、形与気、相任則寿、不相任則夭。皮与肉、相果則寿、不相果則夭。

血気経絡、勝形則寿、不勝形則夭。黄帝曰、何謂形之緩急？　伯高答曰、形充而皮膚緩者則寿、形充而皮膚急者則夭。形充而脈堅大者順也、形充而脈小以弱者気衰、衰則危矣。若形充而顴不起者骨小、骨小則夭矣。形充而大肉䐃（きん）堅而有分者肉堅、肉堅則寿矣。形充而大肉無分理不堅者肉脆、肉脆則夭矣。此天之生命、所以立形定気而視寿夭者。必明乎此、立形定気、而後以臨病人、決死生。黄帝曰、余聞寿夭、無以度之。伯高答曰、墻基卑、高不及其地者、不満三十而死。其有因加疾者、不及二十而死也。黄帝曰、形気之相勝、以立寿夭奈何？　伯高答曰、平人而気勝形者寿。病而形肉脱、気勝形者死、形勝気者危矣。黄帝曰、余聞、刺有三変。何謂三変？　伯高答曰、有刺営者。有刺衛者。有刺寒痺之留経者。黄帝曰、刺三変者、奈何？　伯高答曰、刺営者出血。刺衛者出気。刺寒痺者内熱。黄帝曰、営衛寒痺之為病、奈何？　伯高答曰、営之生病也、寒熱少気、血上下行。衛之生病也、気痛時来時去、怫愾賁響、風寒客於腸胃之中。寒痺之為病也、留而不去、時痛而皮不仁。黄帝曰、刺寒痺内熱、奈何？　伯高答曰、刺布衣者、以火焠之。刺大人者、以薬熨之。黄帝曰、薬熨奈何？　伯高答曰、用淳酒二十升、蜀椒一斤、乾姜一斤、桂心一斤、凡四種、皆㕮咀、漬酒中。用綿絮一斤、細白布四丈、併内酒中。置酒―馬矢熅中、蓋封塗、勿使泄。五日五夜、出布綿絮、曝乾之、乾復漬。以尽其汁。毎漬必晬其日、乃出乾。乾、併用滓与綿絮、複布為複巾、長六七尺、為六七巾。則用之―生桑炭―炙巾、以熨―寒痺所刺之処。令熱入至於病所、寒復炙巾以熨之、三十遍而止。汗出、以巾拭身、亦三十遍而止。起歩内中、無見風。毎刺必熨、如此病已矣。此所謂内熱也。

霊枢・官鍼

凡刺之要、官鍼最妙。九鍼之宜、各有所為、長短大小、各有所施。不得其用、病弗能移。疾浅鍼深、内傷良肉、皮膚為癰。病深鍼浅、病気不瀉、反為大膿。病小鍼大、気瀉太甚、疾必為害。病大鍼小、気不泄瀉、亦復為敗。失鍼之宜、大者大瀉、小者不移。已言其過、請言其所施。病在皮膚無常処者、取以鑱鍼於病所、膚白勿取。病在分肉間、取以員鍼於病所。病在経絡痼痺者、取以鋒鍼。病在脈、気少当補之者、取以鍉鍼於井滎分輸。病為大膿者、取以鈹鍼。病痺気暴発者、取以員利鍼。病痺気痛而不去者、取以毫鍼。病在中者、取以長鍼。病水腫不能通関節者、取以火鍼。病在五臓固居者、取以鋒鍼、瀉於井滎分輸、取以四時。凡刺有九、以応九変。一曰輸刺、輸刺者、刺諸経滎輸臓俞也。二曰遠道刺、遠道刺者、病在上、取之下、刺腑腧也。三曰経刺、経刺者、刺大経之結絡経分也。四曰絡刺、絡刺者、刺小絡之血脈也。五曰分刺、分刺者、刺分肉之間也。六曰大瀉刺、大瀉刺者、刺大膿以鈹鍼也。七曰毛刺、毛刺者、刺浮痺於皮膚也。八曰巨刺、巨刺者、左取右、右取左。九曰焠刺、焠刺者、刺燔鍼則取痺也。凡刺有十二節、以応十二経。一曰偶刺、偶刺者、以手直心若背、直痛所。一刺前、一刺後、以治心痺。刺此者、旁鍼之也。二曰報刺、報刺者、刺痛無常処也。上下行者、直内無抜鍼、以左手随病所按之、乃出鍼、復刺之也。三曰恢刺、恢刺者、直刺旁之、挙之前後、恢筋急、以治筋痺也。四曰斉刺、斉刺者、直入一、旁入二、以治寒気小深者。或曰三刺、三刺者、治痹気小深者也。五曰揚刺、揚刺者、正内一、旁内四、而浮之、以治寒気之博大者也。六曰直鍼刺、直鍼刺者、引皮乃刺之、以治寒気之浅者也。七曰輸刺、輸刺者、直入直出、稀発鍼而深之、以治気盛而熱者也。八曰短刺、短刺者、刺骨痹、稍揺而深之、致鍼骨所、以上下摩骨也。九曰浮刺、浮刺者、旁入而浮之、以治肌急而寒者也。十曰陰刺、陰刺者、左右焠刺之、以治寒厥。中寒厥、取足踝後少陰也。十一曰旁鍼刺、旁鍼刺者、直刺旁刺各一、以治留痹久居者也。十二曰賛刺、賛刺者、直入直出、数発鍼而浅之出血、是謂治癰腫也。脈之所、居深不見者、刺之微内鍼而久留之、以致其空脈気也。脈浅者勿刺、按絶其脈乃刺之、無令精出、独出其邪気爾。所謂三刺則穀気出者、先浅刺絶皮、以出陽邪。再刺則陰邪出者、少益深、絶皮致肌肉、未入分肉間也。已入分肉之間、則穀気出。故刺法曰、始刺浅之、以逐邪気、而来血気。後刺深之、以致陰気之邪。最後刺極深之、以下穀気、此之謂也。故用鍼者、不知年之所加、気之盛衰、虚実之所起、不可以為工也。凡刺有五、以応五臓。一曰半刺、半刺者、浅内而疾発鍼、無鍼傷肉、如抜毛状、以取皮気、此肺之応也。二曰豹文刺、豹文刺者、左右前後鍼之、中脈為故、以取経絡之血者、此心之応也。三曰関刺、関刺者、直刺左右、尽筋上、以取筋痹、慎無出血、此肝之応也。或淵刺、一曰豈刺。四曰合谷刺、合谷刺者、左右鶏足、鍼於分肉之間、以取肌痹、此脾之応也。五曰輸刺、輸刺者、直入直出、深内之至骨、以取骨痹、此腎之応也。

霊枢・本神

黄帝問於岐伯曰、凡刺之法、先必本於神。血、脈、営、気、精、此五臟之所蔵也。至其淫泆離臟則精失、魂魄飛揚、志意恍乱、智慮去身者、何因而然乎？天之罪与？人之過乎？何謂、徳、気、生、精、神、魂、魄、心、意、志、思、智、慮？請問其故。岐伯答曰、天之在我者徳也、地之在我者気也。徳流気搏而生者也。故生之来謂之精、両精相搏謂之神、随神往来者謂之魂、並精而出入者謂之魄、所以任物者謂之心。心有所憶謂之意、意之所存謂之志、因志而存変謂之思、因思而遠慕謂之慮、因慮而処物謂之智。故智者之養生也、必順四時而適寒暑、和喜怒而安居処、節陰陽而調剛柔、如是則僻邪不至、長生久視。是故怵惕思慮者則傷神、神傷則恐懼、流淫而不止。因悲哀動中者、竭絶而失生。喜楽者、神憚散而不蔵。愁憂者、気閉塞而不行。盛怒者、迷惑而不治。恐懼者、神蕩憚而不収。心怵惕思慮則傷神、神傷則恐懼自失、破䐃脱肉、毛悴色夭、死於冬。脾愁憂而不解則傷意、意傷則悗乱、四肢不挙、毛悴色夭、死於春。肝悲哀動中則傷魂、魂傷則狂忘不精、不精則不正当人、陰縮而攣筋、両脇骨不挙、毛悴色夭、死於秋。肺喜楽無極則傷魄、魄傷則狂、狂者意不存人、皮革焦、毛悴色夭、死於夏。腎盛怒而不止則傷志、志傷則善忘其前言、腰脊不可以俯仰屈伸、毛悴色夭、死於季夏。恐懼而不解則傷精、精傷則骨痠痿厥、精時自下。是故五臟主蔵精者也、不可傷、傷則失守而陰虚、陰虚則無気、無気則死矣。是故用鍼者、察観病人之態、以知精神魂魄之存亡、得失之意。五者已傷、鍼不可以治之也。肝蔵血、血舍魂。肝気虚則恐、実則怒。脾蔵営、営舍意。脾気虚則四肢不用、五臓不安。実則腹脹、経溲不利。心蔵脈、脈舍神。心気虚則悲、実則笑不休。肺蔵気、気舍魄。肺気虚則鼻塞不利、少気。実則喘喝、胸盈仰息。腎蔵精、精舍志。腎気虚則厥、実則脹、五臓不安。必審五臓之病形、以知其気之虚実、謹而調之也。

霊枢・終始

凡刺之道、畢於終始。明知終始、五臓為紀、陰陽定矣。陰者主臓、陽者主腑。陽受気於四末、陰受気於五臓。故瀉者迎之、補者随之。知迎知随、気可令和。和気之方、必通陰陽。五臓為陰、六腑為陽。伝之後世、以血為盟。敬之者昌、慢之者亡。無道行私、必得夭殃。謹奉天道、請言終始。終始者、経脈之紀。持其脈口人迎、以知陰陽有余不足、平与不平。天道畢矣。所謂平人者不病、不病者、脈口人迎応四時也。上下相応而倶往来也、六経之脈不結動也、本末之寒温之相守司也、形肉血気必相称也、是謂平人。少気者、脈口人迎倶少而不称尺寸也。如是者、則陰陽倶不足。補陽則陰竭、瀉陰則陽脱。如是者、可将以甘薬、不可飲以至剤。如此者弗久。不已者、因而瀉之、則五臓気壊矣。人迎一盛、病在足少陽。一盛而躁、病在手少陽。人迎二盛、病在足太陽。二盛而躁、病在手太陽。人迎三盛、病在足陽明。三盛而躁、病在手陽明。人迎四盛、且大且数、名曰溢陽。溢陽為外格。脈口一盛、病在足厥陰。一盛而躁、在手心主。脈口二盛、病在足少陰。二盛而躁、在手少陰。脈口三盛、病在足太陰。三盛而躁、在手太陰。脈口四盛、且大且数者、名曰溢陰。溢陰為内関。内関不通。死不治。人迎与太陰脈口、倶盛四倍以上、名曰関格。関格者与之短期。人迎一盛、瀉足少陽而補足厥陰。二瀉一補、日一取之、必切而験之。躁取之上、気和乃止。人迎二盛、瀉足太陽而補足少陰。二瀉一補、二日一取之、必切而験之。躁取之上、気和乃止。人迎三盛、瀉足陽明而補足太陰。二瀉一補、日二取之、必切而験之。躁取之上、気和乃止。脈口一盛、瀉足厥陰而補足少陽。二補一瀉、日一取之、必切而験之。躁取之上、気和乃止。脈口二盛、瀉足少陰而補足太陽。二補一瀉、二日一取之、必切而験之。躁取之上、気和乃止。脈口三盛、瀉足太陰而補足陽明。二補一瀉、日二取之、必切而験之。躁取之上、気和乃止。所以日二取之者、太陰主胃、大富於穀気、故可日二取之也。人迎与脈口倶盛三倍以上、命曰陰陽倶溢。如是者不開、則血脈閉塞、気無所行、流淫於中、五臓内傷。如此者、因而灸之、則変易而為他病矣。凡刺之道、気調而止。補陰瀉陽、音気益彰、耳目聡明。反此者、血気不行。所謂気至而有効者、瀉則益虚、虚者、脈大如其故而不堅也。大如故而益堅者、適雖言快、病未去也。補則益実、実者、脈大如其故而益堅也。大如其故而不堅者、適雖言快、病未去也。故補則実、瀉則虚、痛雖不随鍼減、病必衰去。必先通十二経脈之所生病、而後可得伝於終始矣。故陰陽不相移、虚実不相傾、取之其経。凡刺之属、三刺至穀気。邪僻妄合、陰陽易居、逆順相反、沈浮異処、四時不得、稽留淫泆、須鍼而去。故一刺則陽邪出、再刺則陰邪出、三刺則穀気至、穀気至而止。所謂穀気至者、已補而実、已瀉而虚、故以知穀気至也。邪気独去者、陰与陽未能調、而病知愈也。故曰補則実、瀉則虚、痛雖不随鍼減、病必衰去矣。陰盛而陽虚、先補其陽、後瀉其陰而和之。陰虚而陽盛、先補其陰、後瀉其陽而和之。三脈動於足大指之間、必審其実虚。虚而瀉之、是謂重虚、重虚病益甚。凡刺此者、以指按之、脈動而実且疾者瀉之、虚而徐者則補之。反此者病益甚。其動也、陽明在上、厥陰在中、少陰在下。膺腧中膺、背腧中背。肩膊、虚者、取之上。重舌、刺舌柱以鈹鍼也。手屈而不伸者、其病在筋。伸而不屈者、其病在骨。在骨守骨、在筋守筋。一方実、深取之、稀按其痏、以極出其邪気。一方虚、浅刺之、以養其脈、疾按其痏、無使邪気得入。邪気来也、緊而疾。穀気来也、徐而和。脈実者、深刺之、以泄其気。脈虚者、浅刺之、使精気無得出、以養其脈、独出其邪気。刺諸痛者、其脈皆実。故曰、従腰以上者、手太陰、陽明皆主之。従腰以下者、足太陰、陽明皆主之。病在上者、下取之。病在下者、高取之。病在頭者、取之足。病在腰者、取之膕。病生於頭者、頭重。生於手者、臂重。生於足者、足重。治病者、先刺其病所従生者也。春気在毫毛、夏気在皮膚、秋気在分肉、冬気在筋骨、刺此病者、各以其時為剤。故刺肥人者、以秋冬之剤。刺痩人者、以春夏之剤。病痛者、陰也。痛而以手按之不得者、陰也、深刺之。痒者、陽也、浅刺之。病在上者、陽也。病在下者、陰也。病先起陰者、先治其陰而後治其陽。病先起於陽者、先治其陽而後治其陰。刺熱厥者、留鍼反為寒。刺寒厥者、留鍼反為熱。刺熱厥者、二陰一陽。刺寒厥者、二陽一陰。所謂二陰者、二刺陰也。一陽者、一刺陽也。久病者、邪気入深。刺此病者、深内而久留之、間日而復刺之。必先調其左右、去其血脈、刺道畢矣。凡刺之法、必察其形気。形気未脱、少気而脈又躁。躁厥者、必為繆刺之、散気可収、聚気可布。深居静処、占神往来、閉戸塞牖、魂魄不散、専意一神、精気之分、毋聞人声。以収其精、必一其神、令志在鍼、浅而留之、微而浮之、以移其神、気至乃休。男内女外、堅拒勿出、謹守勿内。是謂得気。凡刺之禁。新内勿刺、新刺勿内。已酔勿刺、已刺勿酔。新怒勿刺、已刺勿怒。新労勿刺、已刺勿労。已飽勿刺、已刺勿飽。已飢勿刺、已刺勿飢。已渇勿刺、已刺勿渇。大驚大恐、必定其気、乃刺之。乗車来者、臥而休之、如食頃乃刺之。出行来者、坐而休之、如行十里頃乃刺之。凡此十二禁者、其脈乱気散、逆其営衛、経気不次、因而刺之、則陽病入於陰、陰病出為陽、則邪気復生。粗工不察、是謂伐身、形体淫濼、乃消脳髄、津液不化、脱其五味、是謂失気也。太陽之脈、其終也、戴眼、反折、瘛瘲、其色白、絶皮乃絶汗。絶汗則終矣。少陽終者、耳聾、百節尽縦、目系絶。目系絶、一日半則死矣。其死也、色青白乃死。陽明終者、口目動作、善驚、妄言、色黄。其上下之経、盛而不行、則終矣。少陰終者、面黒、歯長而垢、腹脹閉塞、上下不通而終矣。厥陰終者、中熱嗌乾、善溺心煩、甚則舌巻、卵上縮而終矣。太陰終者、腹脹閉、不得息、噫善嘔、嘔則逆、逆則面赤、不逆則上下不通、上下不通則面黒、皮毛焦而終矣。

霊枢・経脈

雷公問於黄帝曰、禁服之言、凡刺之理、経脈為始。営其所行、知其度量、内次五臓、外別六腑。願尽聞其道。黄帝曰、人始生、先成精、精成而脳髄生、骨為幹、脈為営、筋為綱、肉為墻、皮膚堅而毛髪長、穀入於胃、脈道以通、血気乃行。雷公曰、願卒聞、経脈之始生。黄帝曰、経脈者、所以能決死生、処百病、調虚実、不可不通。肺手太陰之脈、起於中焦、下絡大腸、還循胃口、上膈、属肺。従肺系、横出腋下、下循臑内、行少陰・心主之前。下肘中、循臂内—上骨下廉、入寸口。上魚、循魚際、出大指之端。其支者、従腕後、直出、次指内廉、出其端。是動則病。肺脹満、膨膨而喘咳、缺盆中痛。甚則交両手而瞀、此為臂厥。是主肺所生病者。咳、上気、喘喝、煩心、胸満、臑臂内前廉痛厥、掌中熱。気盛有余、則肩背痛、風寒、汗出、中風、小便数而欠。気虚則肩背痛寒、少気不足以息、溺色変。為此諸病、盛則瀉之、虚則補之、熱則疾之、寒則留之、陥下則灸之、不盛不虚—以経取之。盛者、寸口大三倍於人迎、虚者則寸口反小於人迎也。大腸手陽明之脈、起於大指次指之端、循指上廉、出合谷両骨之間、上入両筋之中、循臂上廉、入肘外廉、上臑外前廉、上肩、出髃骨之前廉、上出於柱骨之会上、下入缺盆、絡肺、下膈、属大腸。其支者、従缺盆、上頸、貫頬、入下歯中、還出挟口、交人中、左之右、右之左、上挟鼻孔。是動則病。歯痛、頚腫。是主津所生病者。目黄、口乾、鼽衄、喉痹。肩前、臑痛。大指次指痛不用。気有余則当脈所過者熱腫。虚則寒慄不復。

為此諸病、盛則瀉之、虚則補之、熱則疾之、寒則留之、陥下則灸之、不盛不虚—以経取之。盛者人迎大三倍於寸口、虚者人迎反小於寸口也。胃足陽明之脈、起於鼻、交頞中、旁約太陽之脈、下循鼻外、入上歯中。還出挟口、環唇、下交承漿。却循頤後下廉、出大迎、循頬車、上耳前、過客主人、循髪際、至額顱。其支者、従大迎前、下人迎、循喉嚨、入缺盆、下膈、属胃、絡脾。其直者、従缺盆、下乳内廉、下挟臍、入気街中。其支者、起於胃口、下循腹裏、下至気街中而合、以下髀関、抵伏兎、下入膝臏中、下循脛外廉、下足跗、入中指内間。其支者、下膝三寸而別、下入中指外間。其支者、別跗上、入大指間、出其端。是動則病。洒洒振寒、善伸数欠、顔黒。病至則、悪人与火、聞木声則惕然而驚、心動、欲独閉戸塞牖而処。甚則欲上高而歌、棄衣而走、賁響、腹脹。是為骭厥。是主血所生病者、狂、瘧、温淫、汗出、鼽衄、口喎、唇疹、頚腫、喉痹、大腹水腫、膝臏腫痛。循膺、乳、気街、股、伏兎、骭外廉、足跗上皆痛。中指不用。気盛則身以前皆熱。其有余於胃、則消穀善飢、溺色黄。気不足則身以前皆寒慄。胃中寒則脹満。為此諸病、盛則瀉之、虚則補之、熱則疾之、寒則留之、陥下則灸之、不盛不虚—以経取之。盛者人迎大三倍於寸口、虚者人迎反小於寸口也。
脾足太陰之脈、起於大指之端、循指内側白肉際、過核骨後、上内踝前廉、上腨内、循脛骨後、交出厥陰之前、上循膝股内前廉、入腹、属脾、絡胃、上膈、挟咽、連舌本、散舌下。其支者、復従胃、別上膈、注心中。是動則病。舌本強、食則嘔、胃脘痛、腹脹、善噫、得後与気則快然如衰、身体皆重。是主脾所生病者。舌本痛、体不能動揺、食不下、煩心、心下急痛、溏、瘕泄、水閉、黄疸、不能臥、強立股膝内腫厥、足大指不用。為此諸病、盛則瀉之、虚則補之、熱則疾之、寒則留之、陥下則灸之、不盛不虚—以経取之。盛者寸口大三倍於人迎、虚者寸口反小於人迎也。心手少陰之脈、起於心中、出属心系、下膈、絡小腸。其支者、従心系、上挟咽、繋目系。其直者、復従心系、却上肺、下出腋下、下循臑内後廉、行太陰・心主之後、下肘内、循臂内後廉、抵掌後—鋭骨之端、入掌内後廉、循小指之内、出其端。是動則病。嗌乾、心痛、渇而欲飲。是為臂厥。是主心所生病者。目黄、脇痛、臑臂内後廉痛厥、掌中熱痛。為此諸病、盛則瀉之、虚則補之、熱則疾之、寒則留之、陥下則灸之、不盛不虚—以経取之。盛者寸口大再倍於人迎、虚者寸口反小於人迎也。小腸手太陽之脈、起於小指之端、循手外側上腕、出踝中、直上循臂骨下廉、出肘内側両筋之間、上循臑外後廉、出肩解、繞肩胛、交肩上、入缺盆、絡心、循咽、下膈、抵胃、属小腸。其支者、従缺盆、循頸、上頬、至目鋭眥、却入耳中。其支者、別頬、上䪼、抵鼻、至目内眥、斜絡於顴。是動則病。嗌痛、頷腫、不可以顧、肩似抜、臑似折。是主液所生病者。耳聾、目黄、頬腫。頸、頷、肩、臑、肘、臂外後廉痛。為此諸病、盛則瀉之、虚則補之、熱則疾之、寒則留之、陥下則灸之、不盛不虚—以経取之。盛者人迎大再倍於寸口、虚者人迎反小於寸口也。膀胱足太陽之脈、起於目内眥、上額、交巓。其支者、従巓、至耳上角。其直者、従巓入絡脳、還出別下項、循肩髆内、挟脊、抵腰中、入循膂、絡腎、属膀胱。其支者、従腰中、下挟脊、貫臀、入膕中。其支者、従髆内、左右別下、貫胛、挟脊内、過髀枢、循髀外後廉、下合膕中。以下貫腨内、出外踝之後、循京骨、至小指之端外側。是動則病。衝頭痛、目似脱、項似抜、脊痛、腰似折、髀不可以曲、膕如結、腨如裂。是為踝厥。是主筋所生病者。痔、瘧、狂、癲疾、頭顖項痛、目黄、涙出、鼽衄。項、背、腰、尻、膕、腨、脚皆痛。小指不用。

為此諸病、盛則瀉之、虚則補之、熱則疾之、寒則留之、陥下則灸之、不盛不虚－以経取之。盛者人迎大再倍於寸口、虚者人迎反小於寸口也。腎足少陰之脈、起於小指之下、斜走足心、出於然骨之下、循内踝之後、別入跟中、上腨内、出膕内廉、上股内後廉、貫脊、属腎、絡膀胱。其直者、従腎、上貫肝膈、入肺中、循喉嚨、挟舌本。其支者、従肺出、絡心、注胸中。是動則病。飢不欲食、面如漆柴、咳唾則有血、喝喝而喘、坐而欲起、目䀮䀮如無所見、心如懸－若飢状。気不足則善恐、心惕惕如人将捕之。是為骨厥。是主腎所生病者。口熱、舌乾、咽腫、上気。嗌乾及痛、煩心、心痛、黄疸、腸澼、脊股内後廉痛、痿厥、嗜臥、足下熱而痛。為此諸病、盛則瀉之、虚則補之、熱則疾之、寒則留之、陥下則灸之、不盛不虚－以経取之。灸則強食生肉、緩帯披髪、大杖重履而歩。盛者寸口大再倍於人迎、虚者寸口反小於人迎也。心主手厥陰心包絡之脈、起於胸中、出属心包絡。下膈、歴絡三焦。其支者、循胸出脇、下腋三寸、上抵腋、下循臑内、行太陰・少陰之間、入肘中、下臂、行両筋之間、入掌中、循中指、出其端。其支者、別掌中、循小指次指、出其端。是動則病。手心熱、臂肘攣急、腋腫、甚則胸脇支満、心中憺憺大動、面赤、目黄、喜笑不休。是主脈所生病者。煩心、心痛、掌中熱。為此諸病、盛則瀉之、虚則補之、熱則疾之、寒則留之、陥下則灸之、不盛不虚－以経取之。盛者寸口大一倍於人迎、虚者寸口反小於人迎也。三焦手少陽之脈、起於小指次指之端、上出両指之間、循手表腕、出臂外－両骨之間、上貫肘、循臑外、上肩而交出足少陽之後、入缺盆、布膻中、散絡心包、下膈、循属三焦。其支者、従膻中、上出缺盆、上項、繋耳後－直上、出耳上角、以屈下頬、至䪼。其支者、従耳後、入耳中、出走耳前、過客主人、前交頬、至目鋭眥。是動則病。耳聾、渾渾焞焞。嗌腫、喉痹。是主気所生病者。汗出、目鋭眥痛、頬痛。耳後、肩、臑、肘、臂外皆痛。小指次指不用。為此諸病、盛則瀉之、虚則補之、熱則疾之、寒則留之、陥下則灸之、不盛不虚─以経取之。盛者人迎大一倍於寸口、虚者人迎反小於寸口也。胆足少陽之脈、起於目鋭眥、上抵頭角、下耳後、循頸、行手少陽之前、至肩上、却交出手少陽之後、入缺盆。其支者、従耳後、入耳中、出走耳前、至目鋭眥後。其支者、別鋭眥、下大迎、合於手少陽、抵於䪼、下加頬車、下頸、合缺盆、以下胸中、貫膈、絡肝、属胆。循脇裏、出気街、繞毛際、横入髀厭中。其直者、従缺盆、下腋、循胸、過季脇、下合髀厭中、以下循髀陽、出膝外廉、下外輔骨之前、直下抵─絶骨之端、下出外踝之前、循足跗上、出小指次指之端。其支者、別跗上、入大指之間、循大指岐骨内、出其端、還貫爪甲、出三毛。是動則病。口苦、善太息、心脇痛─不能転側、甚則面微有塵、体無膏沢、足外反熱。是為陽厥。是主骨所生病者。頭痛、頷痛、目鋭眥痛、缺盆中腫痛、腋下腫、馬刀侠癭、汗出、振寒、瘧。胸、脇、肋、髀、膝外至脛、絶骨、外踝前、及諸節皆痛。小指次指不用。為此諸病、盛則瀉之、虚則補之、熱則疾之、寒則留之、陥下則灸之、不盛不虚─以経取之。盛者人迎大一倍於寸口、虚者人迎反小於寸口也。肝足厥陰之脈、起於大指─叢毛之際、上循足跗上廉、去内踝一寸、上踝八寸、交出太陰之後、上膕内廉、循股陰、入毛中、環陰器、抵小腹、挟胃、属肝、絡胆。上貫膈、布脇肋、循喉嚨之後、上入頏顙、連目系、上出額、与督脈会於巓。其支者、従目系、下頬裏、環唇内。其支者、復従肝別、貫膈、上注肺。是動則病。腰痛不可以俛仰、丈夫㿗疝、婦人少腹腫、甚則嗌乾、面塵、脱色。是主肝所生病者。胸満、嘔逆、飧泄、狐疝、遺溺、閉癃。為此諸病、盛則瀉之、虚則補之、熱則疾之、寒則留之、陥下則灸之、不盛不虚—以経取之。盛者寸口大一倍於人迎、虚者寸口反小於人迎也。手太陰気絶、則皮毛焦。太陰者、行気—温於皮毛者也。故気不栄則皮毛焦、皮毛焦則津液去皮節、津液去皮節者則爪枯毛折。毛折者則毛先死。丙篤丁死。火勝金也。手少陰気絶則脈不通。少陰者、心脈也、心者脈之合也。脈不通則血不流、血不流則色不沢。故其面黒如漆柴者、血先死。壬篤癸死。水勝火也。足太陰気絶、則脈不栄肌肉。唇舌者、肌肉之本也。脈不栄則肌肉軟、肌肉軟則舌萎、人中満、人中満則唇反。唇反者肉先死。甲篤乙死。木勝土也。足少陰気絶則骨枯。少陰者冬脈也、伏行而濡骨髄者也。故骨不濡則肉不能著也。骨肉不相親則肉軟却、肉軟却故歯長而垢、髪無沢。髪無沢者、骨先死。戊篤己死。土勝水也。足厥陰気絶則筋絶。厥陰者肝脈也。肝者、筋之合也。筋者、聚於陰器而脈絡於舌本也。故脈弗栄則筋急、筋急則引舌与卵。故唇青、舌巻、卵縮、則筋先死。庚篤辛死。金勝木也。五陰気倶絶、則目系転、転則目運、目運者為志先死。志先死、則遠一日半死矣。六陽気絶、則陰与陽相離。離則腠理発泄、絶汗乃出。故旦占夕死、夕占旦死。此十二経之敗也。経脈十二者、伏行分肉之間、深而不見。其常見者、足太陰過於内踝之上、無所隠故也。諸脈之浮而常見者、皆絡脈也。六経絡手陽明少陽之大絡、起於五指間、上合肘中。飲酒者、衛気先行皮膚、先充絡脈、絡脈先盛。故衛気已充、営気乃満、而経脈大盛。脈之卒然動者、皆邪気居之、留於本末。不動則熱、不堅則陥且空、不与衆同。是以知、其何脈之動也。雷公曰、何以知、経脈之与絡脈異也？　黄帝曰、経脈者、常不可見也。其虚実也、以気口知之。脈之見者、皆絡脈也。雷公曰、細子無以明其然也。黄帝曰、諸絡脈、皆不能経大節之間、必行絶道而出入、復合於皮中。其会皆見於外。故諸刺絡脈者、必刺其結上。甚血者、雖無結、急取之、以瀉其邪而出其血。留之発為痹也。凡診絡脈、脈色青則寒且痛。赤則有熱。胃中寒、手魚之絡多青矣。胃中有熱、魚際絡赤。其暴黒者、留久痹也。其有赤有黒有青者、寒熱気也。其青短者、少気也。凡刺寒熱者、皆多血絡。必間日而一取之、血尽而止、乃調其虚実。其青而短者少気、甚者瀉之則悶、悶甚則仆不得言。悶則急坐之也。手太陰之別、名曰列缺。起於腕上分間、並太陰之経、直入掌中、散入於魚際。其病、実則手鋭掌熱。虚則欠㰦、小便遺数。取之去腕一寸半。別走陽明也。手少陰之別、名曰通里。去腕一寸、別而上行、循経、入於心中、繋舌本、属目系。其実則支膈、虚則不能言。取之腕後一寸。別走太陽也。手心主之別、名曰内関。去腕二寸、出於両筋之間、循経以上繋於心包、絡心系。実則心痛、虚則為煩心。取之両筋間也。手太陽之別、名曰支正。上腕五寸、内注少陰。其別者、上走肘、絡肩髃。実則節弛肘廃、虚則生肬、小者如指痂疥。取之所別也。手陽明之別、名曰偏歴。去腕三寸、別入太陰。其別者、上循臂、乗肩髃、上曲頬、遍歯。其別者、入耳、合於宗脈。実則齲、聾。虚則歯寒、痹膈。取之所別也。手少陽之別、名曰外関。去腕二寸、外繞臂、注胸中、合心主。病、実則肘攣、虚則不収。取之所別也。足太陽之別、名曰飛揚。去踝七寸、別走少陰。実則鼽窒、頭背痛、虚則鼽衄。取之所別也。足少陽之別、名曰光明。去踝五寸、別走厥陰、下絡足跗。実則厥、虚則痿躄、坐不能起。取之所別也。足陽明之別、名曰豊隆。去踝八寸、別走太陰。其別者、循脛骨外廉、上絡頭項、合諸経之気、下絡喉嗌。其病、気逆則喉痹・卒瘖、実則狂巓、虚則足不収、脛枯。取之所別也。足太陰之別、名曰公孫。去本節之後一寸、別走陽明。其別者、入絡腸胃。厥気上逆則霍乱、実則腹中切痛、虚則鼓脹。取之所別也。足少陰之別、名曰大鐘。当踝後、繞跟、別走太陽。其別者、並経上走於心包下、外貫腰脊。其病、気逆則煩悶、実則閉癃、虚則腰痛。取之所別也。足厥陰之別、名曰蠡溝。去内踝五寸、別走少陽。其別者、経脛上睾、結於茎。其病、気逆則睾腫、卒疝。実則挺長、虚則暴痒。取之所別也。任脈之別、名曰尾翳。下鳩尾、散於腹。実則腹皮痛、虚則痒搔。取之所別也。督脈之別、名曰長強。挟膂、上項、散頭上、下当肩胛左右、別走太陽、入貫膂。実則脊強、虚則頭重。取之所別也。脾之大絡、名曰大包。出淵腋下三寸、布胸脇。実則身尽痛、虚則百節尽皆縦。此脈、若羅絡之血者、皆取之。脾之大絡脈也。凡此十五絡者、実則必見。虚則必下、視之不見、求之上下。人経不同、絡脈異所別也。

霊枢・経別

黄帝問於歧伯曰、余聞、人之合於天道也。内有五臓、以応五音、五色、五時、五味、五位也。外有六腑、以応六律。六律、建陰陽諸経、而合之十二月、十二辰、十二節、十二経水、十二時。十二経脈者、此五臓六腑之所以応天道。夫十二経脈者、人之所以生、病之所以成、人之所以治、病之所以起。学之所始、工之所止也。粗之所易、上之所難也。請問、其離合出入、奈何？　歧伯稽首再拝曰、明乎哉問也。此粗之所過、上之所息也。請卒言之。足太陽之正、別入於膕中。其一道、下尻五寸、別入於肛、属於膀胱、散之腎、循膂、当心入散。直者、従膂、上出於項、復属於太陽。此為一経也。足少陰之正、至膕中、別走太陽而合、上至腎、当十四椎、出属帯脈。直者、繫舌本、復出於項、合於太陽。此為一合。成以諸陰之別、皆為正也。足少陽之正、繞髀、入毛際、合於厥陰。別者、入季脇之間、循胸裏、属胆、散之肝、上貫心、以上挟咽、出頤頷中、散於面、繫目系、合少陽於外眥也。足厥陰之正、別跗上、上至毛際、合於少陽、与別倶行。此為二合也。足陽明之正、上至髀、入於腹裏、属胃、散之脾、上通於心、上循咽、出於口、上頞䪼、還繫目系、合於陽明也。足太陰之正、上至髀、合於陽明、与別倶行、上結於咽、貫舌中。此為三合也。手太陽之正、指地。別於肩解、入腋、走心、繫小腸也。手少陰之正、別入於淵腋―両筋之間、属於心、上走喉嚨、出於面、合目内眥。此為四合也。手少陽之正、指天。別於巓、入缺盆、下走三焦、散於胸中也。手心主之正、別下淵腋三寸、入胸中、別屬三焦、出循喉嚨、出耳後、合少陽─完骨之下。此為五合也。手陽明之正、從手循膺乳、別於肩髃、入柱骨下、走大腸、屬於肺、上循喉嚨、出缺盆、合於陽明也。手太陰之正、別入淵腋─少陰之前、入走肺、散之大腸、上出缺盆、循喉嚨、復合陽明。此為六合也。

霊枢・経水

黄帝問於岐伯曰、経脈十二者、外合於十二経水、而内属於五臓六腑。夫十二経水者、其有大小、深浅、広狭、遠近各不同。五臓六腑之高下、小大、受穀之多少、亦不等。相応奈何？夫経水者、受水而行之。五臓者、合—神気魂魄而蔵之。六腑者、受穀而行之、受気而揚之。経脈者、受血而営之。合而以治、奈何？刺之深浅、灸之壮数、可得聞乎？岐伯答曰、善哉問也。天至高、不可度。地至広、不可量。此之謂也。且夫人生於天地之間、六合之内。此天之高、地之広也。非人力之所、能度量而至也。若夫八尺之士、皮肉在此、外可度量、切循而得之。其死、可解剖而視之。其臓之堅脆、腑之大小、穀之多少、脈之長短、血之清濁、気之多少、十二経之多血少気、与其少血多気、与其皆多血気、与其皆少血気、皆有大数。其治以鍼艾、各調其経気、固其常有合乎。黄帝曰、余聞之、快於耳、不解於心。願卒聞之。岐伯答曰、此人之所、以参天地、而応陰陽也。不可不察。足太陽、外合於清水、内属於膀胱、而通水道焉。足少陽、外合於渭水、内属於胆。足陽明、外合於海水、内属於胃。足太陰、外合於湖水、内属於脾。足少陰、外合於汝水、内属於腎。足厥陰、外合於澠水、内属於肝。手太陽、外合於淮水、内属於小腸、而水道出焉。手少陽、外合於漯水、内属於三焦。手陽明、外合於江水、内属於大腸。手太陰、外合於河水、内属於肺。手少陰、外合於済水、内属於心。手心主、外合於漳水、内属於心包。凡此五臓六腑—十二経水者、外有源泉、而内有所稟。此皆内外相貫、如環無端。人経亦然。故天為陽、地為陰。腰以上為天、腰以下為地。故海以北者為陰、湖以北者為陰中之陰。漳以南者為陽、河以北至漳者為陽中之陰、漯以南至江者為陽中之太陽。此一隅之陰陽也。所以、人与天地、相参也。黄帝曰、夫経水之応経脈也。其遠近浅深、水血之多少、各不同。合而以刺之、奈何？　岐伯答曰、足陽明、五臓六腑之海也。其脈大、血多、気盛、熱壮。刺此者、不深弗散、不留不瀉也。足陽明、刺深六分、留十呼。足太陽、深五分、留七呼。足少陽、深四分、留五呼。足太陰、深三分、留四呼。足少陰、深二分、留三呼。足厥陰、深一分、留二呼。手之陰陽、其受気之道近、其気之来疾。其刺深者、皆無過二分。其留、皆無過一呼。其少長、大小、肥痩、以心撩之、命曰法天之常。灸之亦然。灸而過此者、得悪火、則骨枯、脈渋。刺而過此者、則脱気。黄帝曰、夫経脈之小大、血之多少、膚之厚薄、肉之堅脆、及膕之大小、可為度量乎？　岐伯答曰、其可為度量者、取其中度也。不甚脱肉、而血気不衰也。若失度之人、消痩而形肉脱者、悪可以度量刺乎？　審切循捫按、視其寒温盛衰而調之。是謂因適而為之真也。

霊枢・経筋

足太陽之筋、起於足小指、上結於踝、斜上結於膝。其下循足外側、結於踵、上循跟、結於膕。其別者、結於踹外、上膕中内廉、与膕中并、上結於臀、上挟脊、上項。其支者、別入結於舌本。其直者、結於枕骨、上頭、下顔、結於鼻。其支者、為目上網、下結於頄。其支者、従腋後外廉、結於肩髃。其支者、入腋下、上出缺盆、上結於完骨。其支者、出缺盆、斜上出於頄。其病、小指支、跟腫痛、膕攣、脊反折、項筋急、肩不挙、腋支、缺盆中紐痛、不可左右揺。治在燔鍼劫刺、以知為数、以痛為腧。名曰仲春痹也。足少陽之筋、起於小指次指、上結外踝、上循脛外廉、結於膝外廉。其支者、別起—外輔骨、上走髀、前者結於伏兎之上、後者結於尻。其直者、上乗䏚季脇、上走腋前廉、繋於膺乳、結於缺盆。直者、上出腋、貫缺盆、出太陽之前、循耳後、上額角、交巓上、下走頷、上結於頄。支者、結於目外眥、為外維。其病、小指次指支転筋、引膝外転筋、膝不可屈伸、膕筋急、前引髀、後引尻、即上乗䏚季脇痛。上引缺盆，膺乳，頸—維筋急。従左之右、右目不開。上過右角、並蹻脈而行、左絡於右。故傷左角、右足不用、命曰維筋相交。治在燔鍼劫刺、以知為数、以痛為腧。名曰孟春痹也。足陽明之筋、起於中三指、結於跗上、斜外上加於輔骨、上結於膝外廉、直上結於髀枢、上循脇、属脊。其直者、上循骭、結於膝。其支者、結於外輔骨、合少陽。其直者、上循伏兎、上結於髀、聚於陰器、上腹而布、至缺盆而結、上頸、上挟口、合於頄、下結於鼻、上合於太陽。太陽為目上網、陽明為目下網。其支者、従頬結於耳前。其病、足中指支、脛転筋、脚跳堅、伏兎転筋、髀前腫、㿗疝、腹筋急、引缺盆及頬、卒口僻。急者目不合、熱則筋縦、目不開。頬筋有寒則急、引頬移口。有熱則筋弛縦、緩不勝収、故僻。治之以馬膏。膏其急者、以白酒和桂、以塗。其緩者、以桑鉤、鉤之。即以生桑炭—置之坎中、高下以坐等。以膏熨急頬、且飲美酒、啖美炙肉。不飲酒者、自強也。為之三撫而已。治在燔鍼劫刺、以知為数、以痛為腧。名曰季春痺也。足太陰之筋、起於大指之端内側、上結於内踝。其直者、結於膝内輔骨、上循陰股、結於髀、聚於陰器。上腹、結於臍、循腹裏、結於肋、散於胸中。其内者、著於脊。其病、足大指支、内踝痛、転筋痛、膝内輔骨痛、陰股引髀而痛、陰器紐痛—下引臍、両脇痛—引膺中、脊内痛。治在燔鍼劫刺、以知為数、以痛為腧。名曰仲秋痺也。足少陰之筋、起於小指之下、並足太陰之筋、斜走内踝之下、結於踵、与太陽之筋合、而上結於内輔之下、並太陰之筋、而上循陰股、結於陰器、循脊内挟膂、上至項、結於枕骨、与足太陽之筋合。其病、足下転筋、及所過而結者皆痛及転筋。病在此者、主癇瘛及痙。在外者不能俯、在内者不能仰。故陽病者腰反折、不能俯。陰病者、不能仰。治在燔鍼劫刺、以知為数、以痛為腧。在内者熨引飲薬。此筋折紐、紐発数甚者、死不治。名曰孟秋痺也。足厥陰之筋、起於大指之上、上結於内踝之前、上循脛、上結内輔之下、上循陰股、結於陰器、絡諸筋。其病、足大指支、内踝之前痛、内輔痛、陰股痛、転筋、陰器不用。傷於内則不起、傷於寒則陰縮入、傷於熱則縦挺不収。治在行水清陰気。其病転筋者、治在燔鍼劫刺、以知為数、以痛為腧。名曰季秋痺也。手太陽之筋、起於小指之上、結於腕、上循臂内廉、結於肘内鋭骨之後。弾之応—小指之上。入結於腋下。其支者、後走腋後廉、上繞肩胛、循頸、出走太陽之前、結於耳後—完骨。其支者、入耳中。直者、出耳上、下結於頷、上属目外眥。其病、小指支、肘内—鋭骨後廉痛。循臂陰、入腋下、腋下痛。腋後廉痛、繞肩胛引頸而痛、応耳中鳴、痛引頷、瞑目良久—乃得視。頸筋急、則為筋瘻頸腫。治在燔鍼劫刺、以知為数、以痛為腧。其為腫者、復而鋭之。名曰仲夏痹也。手少陽之筋、起於小指次指之端、結於腕、上循臂、結於肘、上繞—臑外廉、上肩走頸、合手太陽。其支者、当曲頬、入繋舌本。其支者、上曲牙、循耳前、属目外眥、上乗頷、結於角。其病、当所過者、即支転筋、舌巻。治在燔鍼劫刺、以知為数、以痛為腧。名曰孟夏痹也。手陽明之筋、起於大指次指之端、結於腕、上循臂、上結於肘外、上臑、結於髃。其支者、繞肩胛、挟脊。直者、従肩髃、上頸。其支者、上頬、結於頄。直者、上出—手太陽之前、上左角、絡頭、下右頷。其病、当所過者、支痛及転筋、肩不挙、頸不可左右視。治在燔鍼劫刺、以知為数、以痛為腧。名曰季夏痹也。手太陰之筋、起於大指之上、循指上行、結於魚後、行寸口外側、上循臂、結肘中、上臑内廉、入腋下、出缺盆、結肩前髃、上結缺盆、下結胸裏、散貫賁、合賁下、抵季脇。其病、当所過者支転筋痛。甚成息賁、脇急、吐血。治在燔鍼劫刺、以知為数、以痛為腧。名曰仲冬痹也。手心主之筋、起於中指、与太陰之筋並行、結於肘内廉、上臂陰、結腋下、下散前後挟脇。其支者、入腋、散胸中、結於賁。其病、当所過者支転筋、及胸痛、息賁。治在燔鍼劫刺、以知為数、以痛為腧。名曰孟冬痹也。手少陰之筋、起於小指之内側、結於鋭骨、上結—肘内廉、上入腋、交太陰、挟乳裏、結於胸中、循賁、下繋於臍。其病、内急、心承伏梁、下為肘綱。其病、当所過者支転筋、筋痛。治在燔鍼劫刺、以知為数、以痛為腧。其成伏梁、唾血膿者、死不治。

名曰季冬痹也。経筋之病、寒則筋急、熱則筋弛縦不収、陰痿不用。陽急則反折、陰急則俯不伸。焠刺者、刺寒急也。熱則筋弛縦不収、無用燔鍼。足之陽明、手之太陽、筋急則口目為噼、眥急不能卒視。治皆如右方也。

霊枢・骨度

黄帝問於伯高曰、脈度言、経脈之長短。何以立之？　伯高曰、先度、其骨節之大小、広狭、長短、而脈度定矣。黄帝曰、願聞衆人之度。人長七尺五寸者、其骨節之大小、長短、各幾何？　伯高曰、頭之大骨、囲二尺六寸。胸囲、四尺五寸。腰囲、四尺二寸。髪所覆者、顱至項、尺二寸。髪以下、至頤、長一尺、君子三折。結喉以下、至缺盆中、長四寸。缺盆以下、至髑骬、長九寸、過則肺大、不満則肺小。髑骬以下、至天枢、長八寸、過則胃大、不及則胃小。天枢以下、至横骨、長六寸半、過則回腸広長、不満則狭短。横骨、長六寸半。横骨上廉以下、至内輔之上廉、長一尺八寸。内輔之上廉以下、至下廉、長三寸半。内輔下廉、下至内踝、長一尺三寸。内踝以下、至地、長三寸。膝膕以下、至跗属、長一尺六寸。跗属以下、至地、長三寸。故骨囲、大則太過、小則不及。角以下、至柱骨、長一尺。行腋中不見者、長四寸。腋以下、至季脇、長一尺二寸。季脇以下、至髀枢、長六寸。髀枢以下、至膝中、長一尺九寸。膝以下、至外踝、長一尺六寸。外踝以下、至京骨、長三寸。京骨以下、至地、長一寸。耳後、当完骨者、広九寸。耳前、当耳門者、広一尺三寸。両顴之間、相去七寸。両乳之間、広九寸半。両髀之間、広六寸半。足、長一尺二寸、広四寸半。肩至肘、長一尺七寸。肘至腕、長一尺二寸半。腕、至中指本節、長四寸。本節、至其末、長四寸半。項髪以下、至膂骨、長三寸半。膂骨以下、至尾骶二十一節、長三尺。上節、長一寸四分分之一、奇分在下。故上七節、至於膂骨、九寸八分分之七。此衆人骨之度也。所以立、経脈之長短也。是故視、其経脈之在於身也。其見浮而堅、其見明而大者多血。細而沈者多気也。

霊枢・五十営

黄帝曰、余願聞、五十営奈何？　岐伯答曰、天周二十八宿、宿三十六分。人気行一周千八分。日行二十八宿、人経脈上下、左右、前後二十八脈、周身十六丈二尺、以応二十八宿、漏水下百刻、以分昼夜。故人一呼、脈再動、気行三寸。一吸、脈亦再動、気行三寸。呼吸定息、気行六寸。十息、気行六尺、日行二分。二百七十息、気行十六丈二尺、気行交通於中、一周於身、水下二刻、日行二十分有奇。五百四十息、気行再周於身、水下四刻、日行四十分有奇。二千七百息、気行十周於身、水下二十刻、日行五宿二十分。一万三千五百息、気行五十営於身、水下百刻、日行二十八宿、漏水皆尽、脈終矣。所謂交通者、並行一数也。故五十営備、得尽天地之寿矣。凡行八百一十丈也。

霊枢・営気

黄帝曰、営気之道、内穀為宝。穀入於胃、気伝之肺、流溢於中、布散於外。精専者行於経隧、常営無已、終而復始、是謂天地之紀。故気従太陰出、注手陽明、上行至面、注足陽明、下行至跗上、注大指間、与太陰合、上行抵脾。従脾注心中、循手少陰、出腋下臂、注小指、合手太陽。上行乗腋、出䪼内、注目内眥、上巓下項、合足太陽。循脊下尻、下行注小指之端、循足心、注足少陰。上行注腎、従腎注心、外散於胸中。循心主脈、出腋下臂、出両筋之間、入掌中、出中指之端。還注小指次指之端、合手少陽、上行注膻中、散於三焦。従三焦注胆、出脇、注足少陽、下行至跗上、復従跗注大指間、合足厥陰、上行至肝、従肝上注肺。上循喉嚨、入頏顙之竅、究於畜門。其支別者、上額、循巓、下項中、循脊入骶、是督脈也。絡陰器、上過毛中、入臍中、上循腹裏、入缺盆、下注肺中、復出太陰。此営気之所行也、逆順之常也。

霊枢・脈度

黄帝曰、願聞脈度。岐伯答曰、手之六陽、従手至頭、長五尺、五六―三丈。手之六陰、従手至胸中、三尺五寸、三六―一丈八尺、五六―三尺、合二丈一尺。足之六陽、従足上至頭、八尺、六八―四丈八尺。足之六陰、従足至胸中、六尺五寸、六六―三丈六尺、五六三尺、合三丈九尺。蹻脈、従足至目、七尺五寸、二七―一丈四尺、二五一尺、合一丈五尺。督脈、任脈、各四尺五寸、二四―八尺、二五―一尺、合九尺。凡都合一十六丈二尺、此気之大経隧也。経脈為裏、支而横者為絡、絡之別者為孫。盛而血者疾誅之、盛者瀉之、虚者飲薬以補之。五臓、常内閲於上七竅也。故肺気通於鼻、肺和則鼻能知臭香矣。心気通於舌、心和則舌能知五味矣。肝気通於目、肝和則目能辨五色矣。脾気通於口、脾和則口能知五穀矣。腎気通於耳、腎和則耳能聞五音矣。五臓不和則七竅不通、六腑不和則留為癰。故邪在腑則陽脈不和、陽脈不和則気留之、気留之則陽気盛矣。陽気太盛則陰脈不和、陰脈不和則血留之、血留之則陰気盛矣。陰気太盛則陽気不能栄也、故曰関。陽気太盛則陰気弗能栄也、故曰格。陰陽俱盛、不得相栄、故曰関格。関格者、不得尽期而死也。黄帝曰、蹻脈、安起安止？何気栄也？岐伯答曰、蹻脈者、少陰之別、起於然骨之後、上内踝之上、直上循陰股入陰、上循胸裏、入缺盆、上出人迎之前、入頄、属目内眥、合於太陽・陽蹻而上行。気並相還則為濡目。気不栄則目不合。黄帝曰、気独行五臓、不栄六腑、何也？岐伯答曰、気之不得無行也、如水之流、如日月之行不休。故陰脈栄其臓、陽脈栄其腑、如環之無端、莫知其紀、終而復始。其流溢之気、内漑臓腑、外濡腠理。黄帝曰、蹻脈有陰陽、何脈当其数？　岐伯答曰、男子数其陽、女子数其陰。当数者為経、不当数者為絡也。

霊枢・営衛生会

黄帝問於歧伯曰、人焉受気？　陰陽焉会？　何気為営？　何気為衛？　営安従生？　衛於焉会？老壮不同気、陰陽異位、願聞其会。歧伯答曰、人受気於穀。穀入於胃、以伝与肺、五臓六腑、皆以受気。其清者為営、濁者為衛。営在脈中、衛在脈外。営周不休、五十而復大会。陰陽相貫、如環無端。衛気行於陰二十五度、行於陽二十五度、分為昼夜、故気至陽而起、至陰而止。故曰、日中而陽隴為重陽、夜半而陰隴為重陰。故太陰主内、太陽主外、各行二十五度、分為昼夜。夜半為陰隴、夜半後而為陰衰、平旦陰尽而陽受気矣。日中為陽隴、日西而陽衰、日入陽尽而陰受気矣。夜半而大会、万民皆臥、命曰合陰。平旦陰尽而陽受気。如是無已、与天地同紀。黄帝曰、老人之不夜瞑者、何気使然？　少壮之人―不昼瞑者、何気使然？　歧伯答曰、壮者之気血盛、其肌肉滑、気道通、営衛之行、不失其常。故昼精而夜瞑。老者之気血衰、其肌肉枯、気道渋、五臓之気相搏、其営気衰少而衛気内伐。故昼不精、夜不瞑。黄帝曰、願聞、営衛之所行、皆何道従来？　歧伯答曰、営出於中焦、衛出於上焦。黄帝曰、願聞、上焦之所出。歧伯答曰、上焦出於胃上口、並咽以上、貫膈而布胸中、走腋、循太陰之分而行、還至陽明、上至舌、下足陽明、常与営倶行於陽二十五度、行於陰亦二十五度、一周也。故五十度而復大会於手太陰矣。黄帝曰、人有熱、飲食下胃、其気未定、汗則出、或出於面、或出於背、或出於身半。其不循衛気之道而出、何也？　歧伯曰、此外傷於風、内開腠理、毛蒸理泄、衛気走之、固不得循其道。此気、慓悍滑疾、見開而出。故不得従其道、故命曰漏泄。黄帝曰、願聞、中焦之所出。歧伯答曰、中焦亦並胃中、出上焦之後。此所受気者、泌糟粕、蒸津液、化其精微、上注於肺脈、乃化而為血、以奉生身。莫貴於此、故独得行於経隧、命曰営気。黄帝曰、夫血之与気、異名同類、何謂也？歧伯答曰、営衛者、精気也。血者、神気也。故血之与気、異名同類焉。故奪血者無汗、奪汗者無血。故人生有両死、而無両生。黄帝曰、願聞、下焦之所出。歧伯答曰、下焦者、別回腸、注於膀胱、而滲入焉。故水穀者、常並居於胃中、成糟粕、而倶下於大腸、而成下焦、滲而倶下、済泌別汁、循下焦而滲入膀胱焉。黄帝曰、人飲酒、酒亦入胃。穀未熟而小便独先下、何也？歧伯答曰、酒者、熟穀之液也。其気悍以滑。故後穀而入、先穀而液出焉。黄帝曰、善。余聞、上焦如霧、中焦如漚、下焦如瀆、此之謂也。

霊枢・四時気

黄帝問於歧伯曰、夫四時之気、各不同形、百病之起、皆有所生。灸刺之道、何者為定？　歧伯答曰、四時之気、各有所在、灸刺之道、得気穴為定。故春取経、血脈、分肉之間。甚者深刺之、間者浅刺之。夏取盛経、孫絡、取分間、絶皮膚。秋取経腧、邪在腑取之合。冬取井滎、必深以留之。温瘧汗不出、為五十九痏。風㽷膚脹、為五十七痏。取皮膚之血者、尽取之。飧泄、補三陰交、補陰陵泉、皆久留之、熱行乃止。転筋於陽—治其陽、転筋於陰—治其陰、皆焠刺之。徒㽷、先取環谷下三寸、以鈹鍼、鍼之。已刺而筩之、而内之。入而復之、以尽其㽷、必堅束之。束緩則煩悗、束急則安静。間日一刺之、㽷尽乃止。飲閉薬、方刺之時、徒飲之。方飲無食、方食無飲、無食他食、百三十五日。著痹不去、久寒不已、焠取其三里。腸中不便、取三里、盛瀉之、虚補之。癘風者、素刺其腫上。已刺、以鋭鍼、鍼其処、按出其悪気、腫尽乃止。常食方食、無食他食。腹中常鳴、気上衝胸、喘不能久立、邪在大腸、刺肓之原、巨虚上廉、三里。小腹控睾、引腰脊、上衝心、邪在小腸。連睾系、属於脊、貫肝肺、絡心系。気盛則厥逆、上衝腸胃、熏肝、散於肓、結於臍。故取之肓原以散之、刺太陰以予之、取厥陰以下之、取巨虚下廉以去之、按其所過之経以調之。善嘔、嘔有苦、長太息、心中憺憺、恐人将捕之、邪在胆。逆在胃、胆液泄則口苦。胃気逆則嘔苦、故曰嘔胆。取三里—以下胃気逆、則刺少陽血絡以閉胆逆、却調其虚実—以去其邪。飲食不下、膈塞不通、邪在胃脘。在上脘則刺抑而下之、在下脘則散而去之。小腹痛腫、不得小便、邪在三焦、取之太陽大絡。視其絡脈与厥陰小絡—結而血者。腫上及胃脘、取三里。覩其色、察其目、知其散復者。視其目色、以知病之存亡也。一其形、聽其動静者、持気口人迎—以視其脈。堅且盛且滑者、病日進。脈軟者、病将下。諸経実者、病三日已。気口候陰、人迎候陽也。

霊枢・五邪

邪在肺、則病皮膚痛、寒熱、上気喘、汗出、咳動肩背。取之膺中外兪、背三節之旁。以手疾按之、快然、乃刺之。取之缺盆中―以越之。邪在肝、則両脇中痛、寒中。悪血在内、行善掣、時脚腫。取之行間―以引脇下、補三里―以温胃中、取血脈―以散悪血、取耳間青脈―以去其掣。邪在脾胃、則病肌肉痛。陽気有余、陰気不足、則熱中善飢。陽気不足、陰気有余、則寒中、腸鳴腹痛。陰陽倶有余、若倶不足、則有寒有熱。皆調於三里。邪在腎、則病骨痛陰痹。陰痹者、按之而不得、腹脹腰痛、大便難、肩背頸項痛、時眩。取之湧泉、崑崙。視有血者、尽取之。邪在心、則病心痛、善悲、時眩仆。視有余不足、而調之其腧也。

霊枢・寒熱病

皮寒熱者、不可附席、毛髪焦、鼻槁臘、不得汗。取三陽之絡、以補手太陰。肌寒熱者、肌痛、毛髪焦、而唇槁臘、不得汗。取三陽於下、以去其血者、補足太陰以出其汗。骨寒熱者、病無所安、汗注不休。歯未槁、取其少陰於陰股之絡。歯已槁、死不治。骨厥亦然。骨痹、挙節不用而痛、汗注煩心。取三陰之経、補之。身有所傷、血出多、及中風寒。若有所堕墜、四肢懈惰不収、名曰体惰。取其小腹、臍下三結交。三結交者、臍下三寸、関元也。厥痹者、厥気上及腹。取陰陽之絡。視主病也、瀉陽補陰経也。頚側之動脈―人迎。人迎、足陽明也、在嬰筋之前。嬰筋之後、手陽明也、名曰扶突。次脈、手少陽也、名曰天牖。次脈、足太陽也、名曰天柱。腋下動脈、臂太陰也、名曰天府。陽明頭痛、胸満不得息、取之人迎。暴瘖気鞕、取扶突与舌本出血。暴聾気蒙、耳目不明、取天牖。暴攣癇眩、足不任身、取天柱。暴癉内逆、肝肺相搏、血溢鼻口、取天府。此為天牖五部。臂陽明、有入頄―遍歯者、名曰大迎。下歯齲、取之。臂悪寒補之、不悪寒瀉之。足太陽、有入頄―遍歯者、名曰角孫。上歯齲取之、在鼻与頄前。方病之時、其脈盛。盛則瀉之、虚則補之。一曰、取之出鼻外。足陽明、有挟鼻、入於面者、名曰懸顱。属口、対入繋目本。頭痛、引頷取之。視有過者取之、損有余、益不足。反者益甚。足太陽、有通項、入於脳者、正属目本、名曰眼系。頭目苦痛、取之在項中―両筋間、入脳乃別。陰蹻、陽蹻、陰陽相交。陽入陰、陰出陽、交於目内眥。陽気盛則瞋目、陰気盛則瞑目。熱厥、取足太陰・少陽、皆留之。寒厥、取足陽明・少陰、皆留之。舌縦、涎下、煩悗、取足少陰。振寒洒洒、鼓頷、不得汗出、腹脹、煩悗、取手太陰。刺虚者、刺其去也。刺実者、刺其来也。春取絡脈、夏取分腠、秋取気口、冬取経輸。凡此四時、各以時為剤。絡脈治皮膚、分腠治肌肉、気口治筋脈、経輸治骨髄・五臓。身有五部。伏兎一。腓二、腓者、腨也。背三。五臓之兪四。項五。此五部有癰疽者死。病始手臂者、先取手陽明・太陰、而汗出。病始頭首者、先取項太陽、而汗出。病始足脛者、先取足陽明、而汗出。臂太陰可汗出、足陽明可汗出。故取陰而汗出甚者、止之於陽。取陽而汗出甚者、止之於陰。凡刺之害、中而不去則精泄、不中而去則致気。精泄則病甚而恇、致気則生為癰疽也。

霊枢・癲狂

目眥。外決於面者、為鋭眥。在内近鼻者、為内眥。上句為外眥、下句為内眥。癲疾始生、先不楽、頭重痛、視挙、目赤甚。作極已而煩心。候之於顔、取手太陽・陽明・太陰、血変而止。癲疾始作、而引口、啼呼、喘悸者、候之手陽明・太陽。左強者攻其右、右強者攻其左、血変而止。癲疾始作、先反僵、因而脊痛、候之足太陽・陽明・太陰・手太陽、血変而止。治癲疾者、常与之居、察其所当取之処。病至、視之有過者瀉之、置其血於瓠壷之中。至其発時、血独動矣。不動、灸—窮骨二十壮。窮骨者、骶骨也。骨癲疾者、顑歯・諸腧・分肉—皆満、而骨倨、汗出、煩悗。嘔多沃沫、気下泄、不治。筋癲疾者、身倦攣急、脈大。刺項大経之大杼。嘔多沃沫、気下泄、不治。脈癲疾者、暴仆、四肢之脈—皆脹而縦。脈満、尽刺之出血。不満、灸之挟項太陽、灸帯脈於腰相去三寸、諸分肉・本輸。嘔多沃沫、気下泄、不治。癲疾者、疾発如狂者、死不治。狂始発、先自悲也。善忘、苦怒、善恐者、得之憂飢。治之、手太陰・陽明、血変而止。及取足太陰・陽明。狂始発、少臥不飢、自高賢也、自辯智也、自尊貴也、善罵詈、日夜不休。治之、取手陽明・太陽・太陰・舌下・少陰。視之盛者皆取之、不盛釈之也。狂、善驚、善笑、好歌楽、妄行不休者、得之大恐。治之、取手陽明・太陽・太陰。狂、目妄見、耳妄聞、善呼者、少気之所生也。治之、取手太陽・太陰・陽明・足太陰・頭・両顑。狂者、多食、善見鬼神、善笑而不発於外者、得之有所大喜。治之、取足太陰・太陽・陽明、後取手太陰・太陽・陽明。狂而新発、未応如此者、先取曲泉、及盛者見血、食頃已。不已、以法取之、灸骶骨二十壮。風逆、暴四肢腫、身漯漯、唏然時寒、飢則煩、飽則善変。取手太陰表裏・足少陰・陽明之経。肉清取滎、骨清取井・経也。厥逆為病也、足暴清、胸若将裂、腸若将以刀切之、煩而不能食、脈大小皆渋。暖取足少陰、清取足陽明。清則補之、温則瀉之。厥逆、腹脹満、腸鳴、胸満不得息。取之下胸二脇。咳而動手者、与背兪、以手按之、立快者是也。内閉—不得溲。刺足少陰・太陽・与骶上。以長鍼。気逆、則取其太陰・陽明・厥陰。甚取少陰・陽明動者之経也。少気、身漯漯也、言吸吸也。骨痠、体重、懈惰—不能動。補足少陰。短気、息短不続、動作気索。補足少陰、去血絡也。

霊枢・熱病

偏枯、身偏不用而痛、言不変、志不乱。病在分腠之間、巨鍼取之。益其不足、損其有余、乃可復也。痱之為病也、身無痛者、四肢不収。智乱不甚、其言微知、可治。甚則不能言、不可治也。病先起於陽、後入於陰者、先取其陽、後取其陰、浮而取之。熱病三日、而気口静、人迎躁者、取之諸陽、五十九刺、以瀉其熱而出其汗、実其陰以補其不足者。身熱甚、陰陽皆静者、勿刺也。其可刺者、急取之、不汗出則泄。所謂勿刺者、有死徴也。熱病七日八日、脈口動喘而眩者、急刺之、汗且自出、浅刺手大指間。熱病七日八日、脈微小、病者溲血、口中乾、一日半而死。脈代者、一日死。熱病—已得汗出、而脈尚躁、喘且復熱、勿庸刺。喘甚者死。熱病七日八日、脈不躁、躁不散数、後三日中有汗。三日不汗、四日死。末曽汗者、勿庸刺之。熱病、先膚痛、窒鼻、充面、取之皮、以第一鍼五十九刺。苛軫鼻、索皮於肺。不得、索之火。火者、心也。熱病、先身渋、煩而熱、煩悗、唇嗌乾、取之脈、以第一鍼五十九刺。膚脹口乾、寒汗出、索脈於心。不得、索之水。水者、腎也。熱病、嗌乾多飲、善驚、臥不能安、取之膚肉、以第六鍼五十九刺。目眥青、索肉於脾。不得、索之木。木者、肝也。熱病、面青脳痛、手足躁、取之筋間、以第四鍼於四逆。筋躄目浸、索筋於肝。不得、索之金。金者、肺也。熱病、数驚、瘛瘲而狂、取之脈、以第四鍼、急瀉有余者。癲疾—毛髪去、索血於心。不得、索之水。水者、腎也。熱病、身重骨痛、耳聾而好瞑、取之骨、以第四鍼五十九刺。骨病不食、齧歯耳青、索骨於腎。不得、索之土。土者、脾也。熱病、不知所痛、耳聾、不能自収、口乾、陽熱甚、陰頗有寒者、熱在髄、死不可治。熱病、頭痛、顳顬・目瘛脈痛、善衄、厥熱病也、取之以第三鍼、視有余不足。熱病、体重、腸中熱、取之以第四鍼、於其腧及下諸指間、索気於胃絡、得気也。熱病、挟臍急痛、胸脇満、取之湧泉与陰陵泉、以第四鍼、鍼嗌裏。熱病而汗且出、及脈順可汗者、取之魚際・太淵・大都・太白、瀉之則熱去、補之則汗出。汗出太甚、取内踝上横脈、以止之。熱病、已得汗、而脈尚躁盛、此陰脈之極也、死。其得汗出、而脈静者、生。熱病者、脈尚盛躁、而不得汗者、此陽脈之極也、死。脈盛躁得汗静者、生。熱病、不可刺者有九。一曰、汗不出、大顴発赤、噦者死。二曰、泄而腹満甚者死。三曰、目不明、熱不已者死。四曰、老人嬰児、熱而腹満者死。五曰、汗不出、嘔下血者死。六曰、舌本爛、熱不已者死。七曰、咳而衄、汗不出、出不至足者死。八曰、髄熱者死。九曰、熱而痙者死。腰折・瘛瘲・歯噤齘也。凡此九者、不可刺也。所謂五十九刺者、両手外内側各三、凡十二痏。五指間各一、凡八痏。足亦如是。頭入髪一寸傍三分各三、凡六痏。更入髪三寸辺五、凡十痏。耳前後、口下者各一、項中一、凡六痏。巓上一、顖会一、髪際一、廉泉一、風池二、天柱二。気満胸中、喘息、取足太陰—大指之端、去爪甲如薤葉。寒則留之、熱則疾之、気下乃止。心疝暴痛、取足太陰・厥陰、尽刺去其血絡。喉痹舌巻、口中乾、煩心、心痛、臂内廉痛、不可及頭、取手小指次指爪甲下、去端如薤葉。目中赤痛、従内眥始、取之陰蹻。風痙、身反折、先取足太陽、及膕中、及血絡出血。中有寒、取三里。癃、取之陰蹻及三毛上、及血絡出血。男子如蠱、女子如怛、身体腰脊如解、不欲飲食、先取湧泉見血、視跗上盛者、尽見血也。

霊枢・厥病

厥頭痛、面若腫起、而煩心、取之足陽明・太陰。厥頭痛、頭脈痛、心悲善泣。視頭動脈反盛者、刺尽去血、後調足厥陰。厥頭痛、貞貞頭重而痛、瀉頭上五行―行五。先取手少陰、後取足少陰。厥頭痛、意善忘、按之不得、取頭面―左右動脈、後取足太陰。厥頭痛、項先痛、腰脊為応、先取天柱、後取足太陽。厥頭痛、頭痛甚、耳前後脈―湧有熱、瀉出其血、後取足少陽。真頭痛、頭痛甚、脳尽痛、手足寒至節、死不治。頭痛、不可取於腧者、有所撃堕、悪血在於内。若肉傷、痛未已、可則刺、不可遠取也。頭痛、不可刺者、大痹為悪、日作者、可令少愈、不可已。頭半寒痛、先取手少陽・陽明、後取足少陽・陽明。厥心痛、与背相控、善瘛。如従後触其心、傴僂者、腎心痛也、先取京骨、崑崙、発鍼不已、取然谷。厥心痛、腹脹胸満、心尤痛甚、胃心痛也、取大都、太白。厥心痛、痛如以錐鍼刺其心、心痛甚者、脾心痛也、取然谷、太谿。厥心痛、色蒼蒼如死状、終日不得太息、肝心痛也、取之行間、太衝。厥心痛、臥若徒居、心痛間、動作痛益甚、色不変、肺心痛也、取之魚際、太淵。真心痛、手足清至節、心痛甚。旦発夕死、夕発旦死。心痛不可刺者、中有盛聚、不可取於腧。腸中有虫瘕及蛟蛕、皆不可取以小鍼。心腹痛、懊憹作痛、腫聚―往来上下行、痛有休止。腹熱善渇、涎出者、是蛟蛕也。以手聚按、而堅持之、無令得移、以火鍼刺之。久持之、虫不動、乃出鍼也。耳聾無聞、取耳中。耳鳴、取耳前動脈。耳痛不可刺者、耳中有膿、若有乾耵聹、耳無聞也。耳聾、取手足小指次指爪甲上、与肉交者、先取手、後取足。耳鳴、取手足中指爪甲上、左取右、右取左、先取手、後取足。足髀不可挙、側而取之。在枢合中、以圓利鍼。火鍼不可刺。病注下血、取曲泉。風痹淫濼、病不可已者、足如履冰、時如入湯中、股脛淫濼、煩心頭痛、時嘔時悗、眩已汗出、久則目眩、悲以善恐、短気不楽、不出三年死也。

霊枢・病本

先病而後逆者、治其本。先逆而後病者、治其本。先寒而後生病者、治其本。先病而後生寒者、治其本。先熱而後生病者、治其本。先病而後生熱者、治其本。先病而後泄者、治其本。先泄而後生他病者、治其本。必且調之、乃治其他病。先病而後中満者、治其標。先中満而後煩心者、治其本。有客気、有同気。大小便不利、治其標。大小便利、治其本。病発而有余、本而標之、先治其本、後治其標。病発而不足、標而本之、先治其標、後治其本。謹察間甚、以意調之。間者并行、甚者独行。先小大便不利、而後生他病者、治其本也。

霊枢・雑病

厥、挟脊而痛者、至項、頭沈沈然、目𥇍𥇍然、腰脊強、取足太陽、膕中血絡。厥、胸満面腫、唇漯漯然、暴言難、甚則不能言、取足陽明。厥、気走喉、而不能言、手足清、大便不利、取足少陰。厥、而腹膨膨然、多寒気、腹中㱃㱃、便溲難、取足太陰。嗌乾、口中熱如膠、取足少陰。膝中痛、取犢鼻、以圓利鍼、発而間之。鍼大如氂、刺膝無疑。喉痹―不能言、取足陽明。能言、取手陽明。瘧、不渇、間日而作、取足陽明。渇而日作、取手陽明。歯痛、不悪清飲、取足陽明。悪清飲、取手陽明。聾而不痛者、取足少陽。聾而痛者、取手陽明。衄而不止、衃血流、取足太陽。衃血、取手太陽。不已、刺腕骨下。不已、刺膕中出血。腰痛、痛上寒、取足太陽・陽明。痛上熱、取足厥陰。不可以俛仰、取足少陽。中熱而喘、取足少陰、膕中血絡。善怒而不欲食、言益少、刺足太陰。怒而多言、刺足少陽。顑痛、刺手陽明、与顑之盛脈出血。項痛―不可俛仰、刺足太陽。不可以顧、刺手太陽也。小腹満大、上走胃、至心、淅淅身、時寒熱、小便不利、取足厥陰。腹満、大便不利、腹大、亦上走胸嗌、喘息喝喝然、取足少陰。腹満、食不化、腹膨膨然、不能大便、取足太陰。心痛、引腰脊、欲嘔、取足少陰。心痛、腹脹、渋渋然―大便不利、取足太陰。心痛、引背、不得息、刺足少陰。不已、取手少陽。心痛、引小腹満、上下無常処、便溲難、刺足厥陰。心痛、但短気、不足以息、刺手太陰。心痛、当九節刺之。已刺按之、立已。不已、上下求之、得之立已。顑痛、刺足陽明、曲周動脈見血、立已。不已、按人迎於経、立已。気逆上、刺膺中陥者、与下胸動脈。腹痛、刺臍左右動脈。已刺按之、立已。不已、刺気街。已刺按之、立已。痿厥、為四末束悗、乃疾解之、日二。不仁者、十日而知。無休、病已止。噦、以草刺鼻、嚏而已。無息、而疾迎引之、立已。大驚之、亦可已。

霊枢・周痹

黄帝問於歧伯曰、周痹之在身也。上下移徙随脈、其上下左右相応、間不容空。願聞、此痛、在血脈之中邪？将在分肉之間乎？何以致是？其痛之移也、間不及下鍼。其蓄痛之時、不及定治、而痛已止矣。何道使然？願聞、其故。歧伯答曰、此衆痹也。非周痹也。黄帝曰、願聞衆痹。歧伯対曰、此各在其処、更発更止、更居更起、以右応左、以左応右、非能周也、更発更休也。黄帝曰、善。刺之奈何？歧伯対曰、刺此者、痛雖已止、必刺其処、勿令復起。帝曰、善。願聞、周痹何如？歧伯対曰、周痹者、在於血脈之中、随脈以上、随脈以下、不能左右、各当其所。黄帝曰、刺之奈何？歧伯対曰、痛従上下者、先刺其下以遏之、後刺其上以脱之。痛従下上者、先刺其上以遏之、後刺其下以脱之。黄帝曰、善。此痛安生？何因而有名？歧伯対曰、風寒湿気、客於外―分肉之間、迫切而為沫。沫得寒則聚、聚則排分肉而分裂也。分裂則痛、痛則神帰之、神帰之則熱、熱則痛解、痛解則厥、厥則他痹発、発則如是。此内不在臓、而外未発於皮、独居分肉之間、真気不能周、故命曰周痹。故刺痹者、必先切循―其下之六経、視其虚実、及大絡之血―結而不通、及虚而脈陥空者、而調之、熨而通之、其瘛堅、転引而行之。黄帝曰、善。余已得其意矣。亦得其事也。

霊枢・口問

黄帝閑居、辟左右而問於歧伯曰、余已聞九鍼之経、論陰陽逆順、六経已畢、願得口問。歧伯避席再拝曰、善乎哉問也。此先師之所、口伝也。黄帝曰、願聞口伝。歧伯答曰、夫百病之始生也。皆生於風雨寒暑、陰陽喜怒、飲食居処、大驚卒恐、則血気分離、陰陽破散、経絡厥絶、脈道不通、陰陽相逆、衛気稽留、経脈虚空、血気不次、乃失其常。論不在経者、請道其方。黄帝曰、人之欠者、何気使然？　歧伯答曰、衛気、昼日行於陽、夜半則行於陰。陰者主夜、夜者臥。陽者主上、陰者主下。故陰気積於下、陽気未尽。陽引而上、陰引而下。陰陽相引、故数欠。陽気尽、陰気盛、則目瞑。陰気尽、而陽気盛、則寤矣。瀉足少陰、補足太陽。黄帝曰、人之噦者、何気使然？　歧伯曰、穀入於胃、胃気上注於肺。今有故寒気与新穀気、倶還入於胃、新故相乱、真邪相攻、気併相逆、復出於胃、故為噦。補手太陰、瀉足少陰。黄帝曰、人之唏者、何気使然？　歧伯曰、此陰気盛、而陽気虚。陰気疾、而陽気徐。陰気盛、而陽気絶。故為唏。補足太陽、瀉足少陰。黄帝曰、人之振寒者、何気使然？　歧伯曰、寒気客於皮膚、陰気盛、陽気虚、故為振寒寒慄。補諸陽。黄帝曰、人之噫者、何気使然？　歧伯曰、寒気客於胃、厥逆従下上散、復出於胃、故為噫。補足太陰、陽明。黄帝曰、人之嚏者、何気使然？　歧伯曰、陽気和利、満於心、出於鼻、故為嚏。補足太陽榮、眉本。黄帝曰、人之嚲者、何気使然？　歧伯曰、胃不実、則諸脈虚。諸脈虚、則筋脈懈惰。筋脈懈惰、則行陰用力。

気不能復、故為聾。因其所在、補分肉間。黄帝曰、人之哀而泣涕出者、何気使然？岐伯曰、心者、五臓六腑之主也。目者、宗脈之所聚也、上液之道也。口鼻者、気之門戸也。故悲哀愁憂、則心動、心動、則五臓六腑皆揺、揺則宗脈感、宗脈感則液道開、液道開故泣涕出焉。液者、所以灌精、濡空竅者也。故上液之道開則泣、泣不止則液竭、液竭則精不灌、精不灌則目無所見矣。故命曰奪精。補天柱―経挟頸。黄帝曰、人之太息者、何気使然？岐伯曰、憂思則心系急、心系急則気道約、約則不利、故太息以伸出之。補手少陰、心主、足少陽、留之也。黄帝曰、人之涎下者、何気使然？岐伯曰、飲食者、皆入於胃、胃中有熱、則虫動、虫動則胃緩、胃緩則廉泉開、故涎下。補足少陰。黄帝曰、人之耳中鳴者、何気使然？岐伯曰、耳者、宗脈之所聚也。故胃中空、則宗脈虚、虚則下、溜脈有所竭者、故耳鳴。補客主人、手大指爪甲上―与肉交者也。黄帝曰、人之自囓舌者、何気使然？

岐伯曰、此厥逆走上、脈気輩至也。少陰気至則囓舌、少陽気至則囓頬、陽明気至則囓唇矣。視主病者、則補之。凡此十二邪者、皆奇邪之走空竅者也。故邪之所在、皆為不足。故上気不足、脳為之不満、耳為之苦鳴、頭為之苦傾、目為之眩。中気不足、溲便為之変、腸為之苦鳴。下気不足、則乃為痿厥心悗。補足外踝下―留之。黄帝曰、治之奈何？岐伯曰、腎主為欠、取足少陰。肺主為噦、取手太陰、足少陰。唏者、陰盛陽絶、故補足太陽、瀉足少陰。振寒者、補諸陽。噫者、補足太陰、陽明。嚔者、補足太陽、眉本。聾、因其所在、補分肉間。泣出、補天柱経侠頸、侠頸者、頭中分也。太息、補手少陰、心主、足少陽、留之。涎下、補足少陰。耳鳴、補客主人、手大指爪甲上―与肉交者。自囓舌、視主病者、則補之。目眩頭傾、補足外踝下、留之。痿厥心悗、刺足大指間―上二寸留之、一曰足外踝下、留之。

霊枢・師伝

黄帝曰、余聞先師、有所心蔵、弗著於方。余願聞而蔵之、則而行之。上以治民、下以治身、使百姓無病、上下和親、徳沢下流、子孫無憂、伝於後世、無有終時、可得聞乎？　岐伯曰、遠乎哉問也。夫治民与自治、治彼与治此、治小与治大、治国与治家、未有逆而能治之也。夫惟順而已矣。順者、非独陰陽脈、論気之逆順也。百姓人民、皆欲順其志也。黄帝曰、順之奈何？　岐伯曰、入国問俗、入家問諱、上堂問礼、臨病人問所便。黄帝曰、便病人奈何？　岐伯曰、夫、中熱消癉則便寒。寒中之属則便熱。胃中熱、則消穀、令人懸心善飢、臍以上皮熱。腸中熱、則出黄如糜、臍以下皮寒。胃中寒、則腹脹。腸中寒、則腸鳴飧泄。胃中寒、腸中熱、則脹而且泄。胃中熱、腸中寒、則疾飢、小腹痛脹。黄帝曰、胃欲寒飲、腸欲熱飲。両者相逆、便之奈何？　且夫、王公大人、血食之君、驕恣縦欲、軽人而無能禁之。禁之則逆其志、順之則加其病、便之奈何？　治之何先？　岐伯曰、人之情、莫不悪死而楽生。告之以其敗、語之以其善、導之以其所便、開之以其所苦、雖有無道之人、悪有不聴者乎？　黄帝曰、治之奈何？　岐伯曰、春夏先治其標、後治其本。秋冬先治其本、後治其標。黄帝曰、便其相逆者、奈何？　岐伯曰、便此者、飲食衣服、亦欲適寒温。寒無悽愴、暑無出汗。食飲者、熱無灼灼、寒無滄滄。寒温中適、故気将持、乃不致邪僻也。黄帝曰、本臓以身形、支節、䐃肉、候五臓六腑之小大焉。今夫、王公大人、臨朝即位之君、而問焉。誰可捫循之而後答乎？　岐伯曰、身形支節者、臓腑之蓋也。非面部之閲也。黄帝曰、五臓之気、閲於面者、余已知之矣。以支節、知而閲之奈何？　岐伯曰、五臓六腑者、肺為之蓋、巨肩陥咽、候見其外。黄帝曰、善。岐伯曰、五臓六腑、心為之主、缺盆為之道、骷骨有余、以候髑骬。黄帝曰、善。岐伯曰、肝者主為将、使之候外。欲知堅固、視目小大。黄帝曰、善。岐伯曰、脾者主為衛、使之迎糧、視唇舌好悪、以知吉凶。黄帝曰、善。岐伯曰、腎者主為外、使之遠聴、視耳好悪、以知其性。黄帝曰、善。願聞、六腑之候。岐伯曰、六腑者、胃為之海、広胲、大頚、張胸、五穀乃容。鼻隧以長、以候大腸。唇厚、人中長、以候小腸。目下果大、其胆乃横。鼻孔在外、膀胱漏泄。鼻柱中央起、三焦乃約。此所以候六腑者也。上下三等、臓安且良矣。

霊枢・決気

黄帝曰、余聞人有精、気、津、液、血、脈。余意以為一気爾。今乃辨為六名、余不知其所以然。岐伯曰、両神相搏、合而成形、常先身生、是謂精。黄帝曰、何謂気？　岐伯曰、上焦開発、宣五穀味、熏膚、充身、沢毛。若霧露之漑、是謂気。黄帝曰、何謂津？　岐伯曰、腠理発泄、汗出溱溱、是為津。黄帝曰、何謂液？　岐伯曰、穀入気満、淖沢注於骨、骨属屈伸、泄沢、補益脳髄、皮膚潤沢、是謂液。黄帝曰、何謂血？　岐伯曰、中焦受気、取汁、変化而赤、是謂血。黄帝曰、何謂脈？

岐伯曰、壅遏営気、令無所避、是謂脈。黄帝曰、六気者、有余不足、気之多少、脳髄之虚実、血脈之清濁、何以知之？　岐伯曰、精脱者、耳聾。気脱者、目不明。津脱者、腠理開、汗大泄。液脱者、骨属屈伸不利、色夭、脳髄消、脛痠、耳数鳴。血脱者、色白、夭然不沢。脈脱者、其脈空虚。此其候也。黄帝曰、六気者、貴賤何如？　岐伯曰、六気者、各有部主也。其貴賤善悪、可為常主。然五穀与胃為大海也。

霊枢・腸胃

黄帝問於伯高曰、余願聞、六腑伝穀者、腸胃之小大、長短、受穀之多少、奈何？　伯高曰、請尽言之。穀所従出入、浅深、遠近、長短之度。唇至歯、長九分。口、広二寸半。歯以後至会厭、深三寸半、大容五合。舌、重十両、長七寸、広二寸半。咽門、重十両、広一寸半、至胃、長一尺六寸。胃紆曲屈、伸之、長二尺六寸、大一尺五寸、径五寸、大容三斗五升。小腸後附脊、左環回周畳積、其注於回腸者、外附於臍上、回運環十六曲、大二寸半、径八分分之少半、長三丈二尺。回腸当臍、右環回周葉積而下、回運環反十六曲、大四寸、径一寸寸之少半、長二丈一尺。広腸附脊、以受回腸、左環葉積上下、辟―大八寸、径二寸寸之大半、長二尺八寸。腸胃所入至所出、長六丈四寸四分、回曲環反、三十二曲也。

霊枢・平人絶穀

黄帝曰、願聞、人之不食、七日而死。何也？　伯高曰、臣請言其故。胃大一尺五寸、径五寸、長二尺六寸、横屈、受水穀三斗五升。其中之穀、常留二斗、水一斗五升而満。上焦泄気、出其精微、慓悍滑疾。下焦、下漑諸腸。小腸大二寸半、径八分分之少半、長三丈二尺、受穀二斗四升、水六升三合合之大半。回腸大四寸、径一寸寸之少半、長二丈一尺、受穀一斗、水七升半。広腸大八寸、径二寸寸之大半、長二尺八寸、受穀九升三合八分合之一。腸胃之長、凡五丈八尺四寸、受水穀九斗二升一合合之大半、此腸胃所受水穀之数也。平人則不然、胃満則腸虚、腸満則胃虚。更虚更満、故気得上下、五臓安定、血脈和、則精神乃居。故神者、水穀之精気也。故腸胃之中、常留穀二斗、水一斗五升。故平人日再後、後二升半。一日中五升。七日、五七三斗五升、而留水穀尽矣。故平人不食飲、七日而死者、水穀精気津液、皆尽故也。

霊枢・海論

黄帝問於歧伯曰、余聞、刺法於夫子、夫子之所言、不離於営衛血気。夫十二経脈者、内属於腑臓、外絡於肢節。夫子乃合之於四海乎？　歧伯答曰、人亦有四海、十二経水。経水者、皆注於海。海有一東西南北、命曰四海。黄帝曰、以人応之奈何？　歧伯曰、人有髄海、有血海、有気海、有水穀之海。凡此四者、以応四海也。黄帝曰、遠乎哉。夫子之合人天地四海也。願聞、応之奈何？　歧伯答曰、必先明知、陰陽、表裏、滎輸所在、四海定矣。黄帝曰、定之奈何？　歧伯曰、胃者、水穀之海、其輸上在気衝、下至三里。衝脈者、為十二経之海、其輸上在於大杼、下出於巨虚之上下廉。膻中者、為気之海、其輸上在於柱骨之上下、前在於人迎。脳為髄之海、其輸上在於其蓋、下在風府。黄帝曰、凡此四海者、何利何害？　何生何敗？　歧伯曰、得順者生、得逆者敗。知調者利、不知調者害。黄帝曰、四海之逆順、奈何？　歧伯曰、気海有余者、気満胸中、悗息、面赤。気海不足、則気少、不足以言。血海有余、則常想其身大、怫然不知其所病。血海不足、亦常想其身小、狭然不知其所病。水穀之海有余、則腹満。水穀之海不足、則飢不受穀食。髄海有余、則軽勁多力、自過其度。髄海不足、則脳転耳鳴、脛痠、眩冒、目無所見、懈怠安臥。黄帝曰、余、已聞逆順、調之奈何？　歧伯曰、審守其輸、而調其虚実、無犯其害。順者得復、逆者必敗。黄帝曰、善。

霊枢・五乱

黄帝曰、経脈十二者、別為五行、分為四時、何失而乱？　何得而治？　岐伯曰、五行有序、四時有分。相順則治、相逆則乱。黄帝曰、何謂相順而治？　岐伯曰、経脈十二者、以応十二月。十二月者、分為四時。四時者、春秋冬夏。其気各異。栄衛相随、陰陽已和、清濁不相干。如是、則順之而治。黄帝曰、何謂相逆而乱？　岐伯曰、清気在陰、濁気在陽。営気順脈、衛気逆行。清濁相干、乱於胸中、是謂大悗。故気乱於心、則煩心密黙、俯首静伏。乱於肺、則俯仰喘喝、接手以呼。乱於腸胃、則為霍乱。乱於臂脛、則為四厥。乱於頭、則為厥逆、頭重眩仆。黄帝曰、五乱者、刺之有道呼？

岐伯曰、有道以来、有道以去。審知其道、是謂身宝。黄帝曰、善。願聞其道。岐伯曰、気在於心者、取之手少陰、心主之輸。気在於肺者、取之手太陰滎、足少陰輸。気在於腸胃者、取之足太陰・陽明、不下者、取之三里。気在於頭者、取之天柱・大杼、不知、取足太陽滎輸。気在於臂足、取之先去血脈、後取其陽明・少陽之滎輸。黄帝曰、補瀉奈何？　岐伯曰、徐入徐出、謂之導気。補瀉無形、謂之同精。是非有余不足也。乱気之相逆也。黄帝曰、允乎哉道。明乎哉論。請著之玉版、命曰治乱也。

霊枢・脹論

黄帝曰、脈之応於寸口、如何而脹？　岐伯曰、其脈大堅、以渋者、脹也。黄帝曰、何以知―臓腑之脹也？　岐伯曰、陰為臓、陽為腑。黄帝曰、夫気之令人之脹也。在於血脈之中耶？　臓腑之内乎？　岐伯曰、三者、皆存焉。然非脹之舎也。黄帝曰、願聞、脹之舎。岐伯曰、夫脹者、皆在於臓腑之外、排臓腑而郭胸脇、脹皮膚、故命曰脹。黄帝曰、臓腑之在胸脇腹裏之内也。若匣匱之蔵禁器也。各有次舎、異名而同処、一域之中。其気各異。願聞其故。岐伯曰、夫胸腹、臓腑之郭也。膻中者、心主之宮城也。胃者、太倉也。咽喉・小腸者、伝送也。胃之五竅者、閭里門戸也。廉泉・玉英者、津液之道也。故五臓六腑者、各有畔界、其病、各有形状。営気循脈、衛気逆為脈脹。衛気並脈循分為膚脹。三里而瀉、近者一下、遠者三下。無問虚実、工在疾瀉。黄帝曰、願聞、脹形。岐伯曰、夫心脹者、煩心短気、臥不安。肺脹者、虚満而喘咳。肝脹者、脇下満、而痛引小腹。脾脹者、善噦、四肢煩悗、体重―不能勝衣、臥不安。腎脹者、腹満引背―怏怏然、腰髀痛。六腑脹。胃脹者、腹満、胃脘痛、鼻聞焦臭、妨於食、大便難。大腸脹者、腸鳴而痛―濯濯、冬日重感於寒、則飧泄不化。小腸脹者、少腹䐜脹、引腰而痛。膀胱脹者、少腹満、而気癃。三焦脹者、気満於皮膚中、軽軽然而不堅。胆脹者、脇下痛脹、口中苦、善太息。凡此諸脹者、其道在一。明知逆順、鍼数不失。瀉虚補実、神去其室、致邪失正、真不可定。粗之所敗、謂之夭命。補虚瀉実、神帰其室、久塞其空、謂之良工。

黄帝曰、脹者焉生？　何因而有？　岐伯曰、衛気之在身也。常然並脈、循分肉、行有逆順、陰陽相随、乃得天和。五臓皆治、四時有序、五穀乃化。然後、厥気在下、営衛留止、寒気逆上、真邪相攻、両気相搏、乃合為脹也。黄帝曰、善。何以解惑？　岐伯曰、合之於真、三合而得。帝曰、善。黄帝問於岐伯曰、脹論言、無問虚実。工在疾瀉。近者一下、遠者三下。今有其三而不下者、其過焉在？

岐伯対曰、此言、陥於肉肓、而中気穴者也。不中気穴、則気内閉。鍼不陥肓、則気不行。上越中肉、則衛気相乱、陰陽相逆。其於脹也、当瀉不瀉、気故不下、三而不下、必更其道、気下乃止、不下復始。可以万全、烏有殆者乎。其於脹也、必審其診、当瀉即瀉当補則補。如鼓応桴、悪有不下者乎？

霊枢・五癃津液別

黄帝問於岐伯曰、水穀入於口、輸於腸胃、其液別為五。天寒衣薄、則為溺与気。天熱衣厚、則為汗。悲哀気並則為泣。中熱胃緩則為唾。邪気内逆、則気為之閉塞而不行、不行則為水脹。余知其然也。不知其何由生。願聞其道。岐伯曰、水穀皆入於口、其味有五、各注其海、津液各走其道。故上焦出気、以温肌肉、充皮膚、為其津。其流而不行者、為液。天暑衣厚、則腠理開、故汗出。寒留於分肉之間、聚沫則為痛。天寒、則腠理閉、気渋不行、水下流於膀胱、則為溺与気。五臓六腑、心為之主、耳為之聴、目為之候、肺為之相、肝為之将、脾為之衛、腎為之主外。故五臓六腑之津液、尽上滲於目。心悲気並、則心系急、心系急則肺挙、肺挙則液上溢。夫心系急、肺不能常挙、乍上乍下、故呿而泣出矣。中熱則胃中消穀、消穀則虫上下作、腸胃充郭、故胃緩、胃緩則気逆、故唾出。五穀之津液、和合而為膏者、内滲入於骨空、補益脳髄、而下流於陰股。陰陽不和、則使液溢而下流於陰、髄液皆減而下、下過度則虚、虚故腰背痛而脛痠。陰陽気道不通、四海閉塞、三焦不瀉、津液不化。水穀併行腸胃之中、別於回腸、留於下焦、不得滲膀胱、則下焦脹。水溢則為水脹。此津液五別之逆順也。

霊枢・五閲五使

黄帝問於岐伯曰、余聞、刺有五官五閲、以観五気。五気者、五臟之使也。五時之副也。願聞、其五使、当安出？　岐伯曰、五官者、五臟之閲也。黄帝曰、願聞、其所出。令可為常。岐伯曰、脈出於気口、色見於明堂。五色更出、以応五時、各如其常。経気入臟、必当治裏。帝曰、善。五色、独決於明堂乎？　岐伯曰、五官已辨、闕庭必張、乃立明堂。明堂広大、蕃蔽見外、方壁高基、引垂居外、五色乃治、平博広大、寿中百歳。見此者、刺之必已。如是之人者、血気有余、肌肉堅致、故可取以鍼。黄帝曰、願聞五官。岐伯曰、鼻者、肺之官也。目者、肝之官也。口唇者、脾之官也。舌者、心之官也。耳者、腎之官也。黄帝曰、以官何候？　岐伯曰、以候五臟。故肺病者、喘息鼻張。肝病者、眥青。脾病者、唇黄。心病者、舌巻短、顴赤。腎病者、顴与顔黒。黄帝曰、五脈安出？　五色安見？　其常色、殆者、如何？　岐伯曰、五官不辨、闕庭不張、小其明堂、蕃蔽不見、又埤其墻、墻下無基、垂角去外。如是者、雖平常、殆。況加疾哉。黄帝曰、五色之見於明堂、以観五臟之気。左右高下、各有形乎？　岐伯曰、腑臓之在中也。各以次舎、左右上下、各如其度也。

霊枢・逆順肥痩

黄帝問於岐伯曰、余聞、鍼道於夫子、衆多畢悉矣。夫子之道、応若失、而据未有堅然者也。夫子之問学熟乎？将審察於物而心生之乎？岐伯曰、聖人之為道者、上合於天、下合於地、中合於人事。必有明法、以起度数、法式検押、乃後可伝焉。故匠人、不能釈尺寸而意短長、廃縄墨而起平水也。工人、不能置規而為圓、去矩而為方。知用此者、固自然之物易、用之教、逆順之常也。黄帝曰、願聞、自然奈何？岐伯曰、臨深決水、不用功力、而水可竭也。循掘決衝、而経可通也。此言、気之滑渋、血之清濁、行之逆順也。黄帝曰、願聞、人之白黒、肥痩、小長、各有数乎？岐伯曰、年質壮大、血気充盈、膚革堅固、因加以邪。刺此者、深而留之。此肥人也。広肩腋項、肉薄、厚皮、而黒色、唇臨臨然、其血黒以濁、其気渋以遅、其為人也、貪於取与。刺此者、深而留之、多益其数也。黄帝曰、刺痩人、奈何？岐伯曰、痩人者、皮薄、色少、肉廉廉然、薄唇、軽言。其血清、気滑、易脱於気、易損於血。刺此者、浅而疾之。黄帝曰、刺常人、奈何？岐伯曰、視其白黒、各為調之。其端正敦厚者、其血気和調。刺此者、無失常数也。黄帝曰、刺壮士真骨者、奈何？岐伯曰、刺壮士真骨、堅肉、緩節、監監然。此人重、則気渋血濁。刺此者、深而留之、多益其数。勁、則気滑血清。刺此者、浅而疾之。黄帝曰、刺嬰児、奈何？岐伯曰、嬰児者、其肉脆、血少、気弱。刺此者、以豪鍼、浅刺而疾発鍼、日再可也。黄帝曰、臨深決水、奈何？岐伯曰、血清気滑、疾瀉之則気竭焉。黄帝曰、循掘決衝、奈何？　岐伯曰、血濁気渋、疾瀉之則経可通也。黄帝曰、脈行之逆順、奈何？　岐伯曰、手之三陰、従臓走手。手之三陽、従手走頭。足之三陽、従頭走足。足之三陰、従足走腹。黄帝曰、少陰之脈、独下行、何也？　岐伯曰、不然。夫衝脈者、五臓六腑之海也。五臓六腑、皆稟焉。其上者、出於頏顙、滲諸陽、灌諸精。其下者、注少陰之大絡、出於気街、循陰股内廉、入膕中、伏行骭骨内、下至内踝之後、属而別。其下者、並於少陰之経、滲三陰。其前者、伏行出跗属、上循跗、入大指間、滲諸絡、而温肌肉。故別絡結、則跗上不動、不動則厥、厥則寒矣。黄帝曰、何以明之？　岐伯曰、以言導之、切而験之。其非必動、然後乃可明逆順之行也。黄帝曰、窘乎哉。聖人之為道也。明於日月、微於毫釐。其非夫子、孰能道之也。

霊枢・血絡論

黄帝曰、願聞、奇邪而不在経者。岐伯曰、血絡是也。黄帝曰、刺血絡、而仆者、何也？　血出、而射者、何也？　血出黒、而濁者、何也？　血出清、而半為汁者、何也？　発鍼、而腫者、何也？　血出、若多若少、而面色蒼蒼然者、何也？　発鍼、而面色不変、而煩悗者、何也？　多出血、而不動揺者、何也？　願聞、其故。岐伯曰、脈気盛、而血虚者、刺之則脱気、脱気則仆。血気倶盛、而陰気多者、其血滑、刺之則射。陽気蓄積、久留而不瀉者、其血黒以濁、故不能射。新飲而液滲於絡、而未合和於血也、故血出而汁別焉。其不新飲者、身中有水、久則為腫。陰気積於陽、其気因於絡、故刺之血未出、而気先行、故腫。陰陽之気、其新相得而未和合、因而瀉之、則陰陽倶脱、表裏相離、故脱色而蒼蒼然。刺之血出多、色不変而煩悗者、刺絡而虚経。虚経之属於陰者、陰脱、故煩悗。陰陽相得、而合為痹者、此為内溢於経、外注於絡、如是者、陰陽倶有余、雖多出血、而弗能虚也。黄帝曰、相之奈何？　岐伯曰、血脈盛者、堅横以赤、上下無常処。小者如鍼、大者如箸。則而瀉之、万全也。故無失数矣。失数而反。各如其度。黄帝曰、鍼入而肉著者、何也？　岐伯曰、熱気、因於鍼、則鍼熱。熱則肉著於鍼、故堅焉。

霊枢・陰陽清濁

黄帝曰、余聞、十二経脈、以応十二経水。十二経水者、其五色各異、清濁不同。人之血気若一、応之奈何？　岐伯曰、人之血気、苟能若一、則天下為一矣。悪有乱者乎？　黄帝曰、余問一人、非問天下之衆。岐伯曰、夫一人者、亦有乱気。天下之衆、亦有乱人。其合為一爾。黄帝曰、願聞、人気之清濁。岐伯曰、受穀者濁、受気者清。清者注陰、濁者注陽。濁而清者、上出於咽。清而濁者、則下行。清濁相干、命曰乱気。黄帝曰、夫陰清而陽濁、濁者有清、清者有濁、清濁別之奈何？　岐伯曰、気之大別、清者上注於肺、濁者下走於胃。胃之清気、上出於口。肺之濁気、下注於経、内積於海。黄帝曰、諸陽皆濁、何陽独甚乎？　岐伯曰、手太陽独受陽之濁、手太陰独受陰之清。其清者上走空竅、其濁者下行諸経。諸陰皆清、足太陰独受其濁。黄帝曰、治之奈何？　岐伯曰、清者、其気滑。濁者、其気渋。此気之常也。故刺陰者、深而留之。刺陽者、浅而疾之。清濁相干、以数調之也。

霊枢・陰陽繫日月

黄帝曰、余聞、天為陽、地為陰。日為陽、月為陰。其合之於人、奈何？　岐伯曰、腰以上為天、腰以下為地。故天為陽、地為陰。故足之十二経脈、以応十二月、月生於水、故在下者為陰。手之十指、以応十日、日生於火、故在上者為陽。黄帝曰、合之於脈、奈何？　岐伯曰、寅者、正月之生陽也、主左足之少陽。未者六月、主右足之少陽。卯者二月、主左足之太陽。午者五月、主右足之太陽。辰者三月、主左足之陽明。巳者四月、主右足之陽明。此両陽合於前、故曰陽明。申者七月之生陰也、主右足之少陰。丑者十二月、主左足之少陰。酉者八月、主右足之太陰。子者十一月、主左足之太陰。戌者九月、主右足之厥陰。亥者十月、主左足之厥陰。此両陰交尽、故曰厥陰。甲主左手之少陽、己主右手之少陽。乙主左手之太陽、戊主右手之太陽。丙主左手之陽明、丁主右手之陽明。此両火併合、故為陽明。庚主右手之少陰、癸主左手之少陰。辛主右手之太陰、壬主左手之太陰。故足之陽者、陰中之少陽也。足之陰者、陰中之太陰也。手之陽者、陽中之太陽也。手之陰者、陽中之少陰也。腰以上者為陽、腰以下者為陰。其於五臓也、心為陽中之太陽、肺為陽中之少陰、肝為陰中之少陽、脾為陰中之至陰、腎為陰中之太陰。黄帝曰、以治之奈何？　岐伯曰、正月二月三月、人気在左、無刺左足之陽。四月五月六月、人気在右、無刺右足之陽。七月八月九月、人気在右、無刺右足之陰。十月十一月十二月、人気在左、無刺左足之陰。黄帝曰、五行、以東方為甲乙木、王春、春者蒼色、主肝。

肝者、足厥陰也。今乃以甲為左手之少陽、不合於数、何也？　岐伯曰、此天地之陰陽也、非四時五行之以次行也。且夫陰陽者、有名而無形、故数之可十、離之可百、散之可千、推之可万、此之謂也。

霊枢・病伝

黄帝曰、余、受九鍼於夫子、而私覧於諸方、或有導引行気、喬摩、灸、熨、刺、焫、飲薬之一者、可独守耶？　将尽行之乎？　岐伯曰、諸方者、衆人之方也、非一人之所尽行也。黄帝曰、此乃所謂守一勿失、万物畢者也。今余已聞、陰陽之要、虚実之理、傾移之過、可治之属。願聞、病之変化、淫伝、絶敗而不可治者、可得聞乎？　岐伯曰、要乎哉問。道、昭乎其如日醒、窘乎其如夜瞑。能被而服之、神与倶成。畢将服之、神自得之。生神之理、可著於竹帛、不可伝於子孫。黄帝曰、何謂日醒？　岐伯曰、明於陰陽、如惑之解、如酔之醒。黄帝曰、何謂夜瞑？　岐伯曰、瘖乎其無声、漠乎其無形、折毛発理、正気横傾、淫邪泮衍、血脈伝溜、大気入臓、腹痛下淫、可以致死、不可以致生。黄帝曰、大気入臓、奈何？　岐伯曰、病先発於心、一日而之肺、三日而之肝、五日而之脾。三日不已、死。冬夜半、夏日中。病先発於肺、三日而之肝、一日而之脾、五日而之胃。十日不已、死。冬日入、夏日出。病先発於肝、三日而之脾、五日而之胃、三日而之腎。三日不已、死。冬日入、夏早食。病先発於脾、一日而之胃、二日而之腎、三日而之膂・膀胱。十日不已、死。冬人定、夏晏食。病先発於胃、五日而之腎、三日而之膂・膀胱、五日而上之心。二日不已、死。冬夜半、夏日昳。病先発於腎、三日而之膂・膀胱、三日而上之心、三日而之小腸。三日不已、死。冬大晨、夏晏晡。病先発於膀胱、五日而之腎、一日而之小腸、一日而之心。二日不已、死。冬鶏鳴、夏下晡。諸病以次相伝、如是者、皆有死期、不可刺也。間一臓、及二・三・四臓者、乃可刺也。

霊枢・淫邪発夢

黄帝曰、願聞、淫邪泮衍、奈何？　歧伯曰、正邪、従外襲内、而未有定舎、及淫於臓腑、不得定処、与営衛倶行、而与魂魄飛揚、使人−臥不得安而善夢。気淫於腑、則有余於外、不足於内。気淫於臓、則有余於内、不足於外。黄帝曰、有余不足、有形乎？　歧伯曰、陰気盛、則夢渉大水、而恐懼。陽気盛、則夢大火、而燔焫。陰陽倶盛、則夢相殺。上盛則夢飛、下盛則夢堕。甚飢則夢取。甚飽則夢予。肝気盛、則夢怒。肺気盛、則夢恐懼、哭泣、飛揚。心気盛、則夢善笑、恐畏。脾気盛、則夢歌楽、身体重不挙。腎気盛、則夢−腰脊両解−不属。凡此十二盛者、至而瀉之、立已。厥気。客於心、則夢見−丘山煙火。客於肺、則夢飛揚、見金鉄之奇物。客於肝、則夢山林樹木。客於脾、則夢見−丘陵大沢、壊屋風雨。客於腎、則夢−臨淵、没居水中。客於膀胱、則夢遊行。客於胃、則夢飲食。客於大腸、則夢田野。客於小腸、則夢−聚邑衝衢。客於胆、則夢−闘訟自刳。客於陰器、則夢接内。客於項、則夢−斬首。客於脛、則夢−行走而不能前、及居深地窌苑中。客於股肱、則夢−礼節拝起。客於胞䐈、則夢溲便。凡此十五不足者、至而補之、立已也。

霊枢・順気一日分為四時

黄帝曰、夫百病之所始生者、必起於燥湿、寒暑、風雨、陰陽、喜怒、飲食、居処、気合而有形、得臓而有名。余知其然也。夫百病者、多以旦慧、昼安、夕加、夜甚、何也？　岐伯曰、四時之気、使然。黄帝曰、願聞、四時之気。岐伯曰、春生、夏長、秋収、冬蔵、是気之常也。人亦応之。以一日分為四時、朝則為春、日中為夏、日入為秋、夜半為冬。朝則人気始生、病気衰、故旦慧。日中人気長、長則勝邪、故安。夕則人気始衰、邪気始生、故加。夜半人気入臓、邪気独居於身、故甚也。黄帝曰、其時有反者、何也？　岐伯曰、是不応四時之気、臓独主其病者、是必以臓気之所不勝時者甚、以其所勝時者起也。黄帝曰、治之奈何？　岐伯曰、順天之時、而病可与期。順者為工、逆者為粗。黄帝曰、善。余聞、刺有五変、以主五輸。願聞其数。岐伯曰、人有五臓、五臓有五変、五変有五輸、故五五二十五輸、以応五時。黄帝曰、願聞五変。岐伯曰、肝為牡臓、其色青、其時春、其日甲乙、其音角、其味酸。心為牡臓、其色赤、其時夏、其日丙丁、其音徴、其味苦。脾為牝臓、其色黄、其時長夏、其日戊己、其音宮、其味甘。肺為牝臓、其色白、其時秋、其日庚辛、其音商、其味辛。腎為牝臓、其色黒、其時冬、其日壬癸、其音羽、其味鹹。是為五変。黄帝曰、以主五輸奈何？

岐伯曰、臓主冬、冬刺井。色主春、春刺滎。時主夏、夏刺輸。音主長夏、長夏刺経。味主秋、秋刺合。是謂五変、以主五輸。黄帝曰、諸原、安合以致六輸？　岐伯曰、原、独不応五時。以経合之、以応其数、故六六三十六輸。黄帝曰、何謂、臓主冬、色主春、時主夏、音主長夏、味主秋？　願聞其故。岐伯曰、病在臓者、取之井。病変於色者、取之滎。病、時間時甚者、取之輸。病変於音者、取之経。経満而血者、病在胃、及以飲食不節得病者、取之於合、故命曰味主合。是謂五変也。

霊枢・外揣

黄帝曰、余聞、九鍼九篇、余親受其調、頗得其意。夫九鍼者、始於一而終於九、然未得其要道也。夫九鍼者、小之則無内、大之則無外、深不可為下、高不可為蓋、恍惚無窮、流溢無極。余、知其合於天道、人事、四時之変也。然余願聞、雑之毫毛、渾束為一、可乎？　岐伯曰、明乎哉問也。非独鍼道焉、夫治国亦然。黄帝曰、余、願聞鍼道。非国事也。岐伯曰、夫治国者、夫惟道焉。非道、何可小大深浅、雑合而為一乎？　黄帝曰、願卒聞之。岐伯曰、日与月焉、水与鏡焉、鼓与響焉。夫日月之明、不失其影。水鏡之察、不失其形。鼓響之応、不後其声。動揺則応和、尽得其情。黄帝曰、窘乎哉。昭昭之明、不可蔽。其不可蔽、不失陰陽也。合而察之、切而験之、見而得之、若清水明鏡、之不失其形也。五音不彰、五色不明、五臓波蕩。若是則内外相襲、若鼓之応桴、響之応声、影之似形。故遠者、司外揣内。近者、司内揣外。是謂陰陽之極、天地之蓋。請蔵之、霊蘭之室、弗敢使泄也。

霊枢・五変

黄帝問於少兪曰、余聞、百疾之始期也。必生於風雨寒暑、循毫毛而入腠理。或復還、或留止、或為風腫汗出、或為消癉、或為寒熱、或為留痹、或為積聚。奇邪淫溢、不可勝数。願聞其故。夫同時得病、或病此、或病彼。意者、天之為人生風乎？　何其異也？　少兪曰、夫天之生風者、非以私百姓也。其行公平正直、犯者得之、避者得無殆。非求人、而人自犯之。黄帝曰、一時遇風、同時得病、其病各異、願聞其故。少兪曰、善乎哉問。請論、以比匠人。匠人、磨斧斤、礪刀、削斲材木。木之陰陽、尚有堅脆。堅者不入、脆者皮弛、至其交節、而缺斤斧焉。夫一木之中、堅脆不同。堅者則剛、脆者易傷。況其材木之不同、皮之厚薄、汁之多少、而各異耶？　夫木之早花、先生葉者、遇春霜烈風、則花落而葉萎。久曝大旱、則脆木薄皮者、枝条汁少而葉萎。久陰淫雨、則薄皮多汁者、皮潰而漉。卒風暴起、則剛脆之木、枝折杌傷。秋霜疾風、則剛脆之木、根揺而葉落。凡此五者、各有所傷、況於人乎！　黄帝曰、以人応木、奈何？　少兪答曰、木之所傷也、皆傷其枝。枝之剛脆而堅、未成傷也。人之有常病也、亦因其骨節皮膚腠理之不堅固者、邪之所舎也。故常為病也。黄帝曰、人之善病風厥漉汗者、何以候之？　少兪答曰、肉不堅、腠理疎、則善病風。黄帝曰、何以候、肉之不堅也？

少兪答曰、膕肉不堅而無分理者、肉不堅。膚粗而皮不緻者、腠理疎。此言其渾然者。黄帝曰、人之善病消癉者、何以候之？　少兪答曰、五臓皆柔弱者、善病消癉。黄帝曰、何以知、五臓之柔弱也？

少兪答曰、夫柔弱者、必有剛強、剛強多怒、柔者易傷也。黄帝曰、何以候、柔弱之与剛強？少兪答曰、此人薄皮膚、而目堅固以深者、長衡直揚、其心剛、剛則多怒、怒則気上逆、胸中畜積、血気逆留、髖皮充肌、血脈不行、転而為熱。熱則消肌膚、故為消癉。此言、其人暴剛、而肌肉弱者也。黄帝曰、人之善病寒熱者、何以候之？少兪答曰、小骨弱肉者、善病寒熱。黄帝曰、何以候、骨之小大、肉之堅脆、色之不一也？少兪答曰、顴骨者、骨之本也。顴大則骨大、顴小則骨小。皮膚薄、而其肉無䐃、其臂懦懦然。其地色殆然、不与其天同色、汚然独異、此其候也。然臂薄者、其髓不満、故善病寒熱也。黄帝曰、何以候、人之善病痹者？少兪答曰、粗理而肉不堅者、善病痹。黄帝曰、痹之高下、有処乎？少兪答曰、欲知、其高下者、各視其部。黄帝曰、人之善病、腸中積聚者、何以候之？少兪答曰、皮膚薄而不沢、肉不堅而淖沢、如此則腸胃悪。悪、則邪気留止、積聚、乃作脾胃之間。寒温不次、邪気稍至、蓄積留止、大聚乃起。黄帝曰、余聞病形、已知之矣。願聞其時。少兪答曰、先立其年、以知其時。時高則起、時下則殆。雖不陥下、当年有衝通、其病必起。是謂因形而生病、五変之紀也。

霊枢・本臓

黄帝問於岐伯曰、人之血気精神者、所以奉生、而周於性命者也。経脈者、所以行血気而営陰陽、濡筋骨、利関節者也。衛気者、所以温分肉、充皮膚、肥腠理、司開闔者也。志意者、所以御精神、収魂魄、適寒温、和喜怒者也。是故血和、則経脈流行、営覆陰陽、筋骨勁強、関節清利矣。衛気和、則分肉解利、皮膚調柔、腠理緻密矣。志意和、則精神専直、魂魄不散、悔怒不起、五臓不受邪矣。寒温和、則六腑化穀、風痺不作、経脈通利、肢節得安矣。此人之常平也。五臓者、所以蔵精神、血気、魂魄者也。六腑者、所以化水穀而行津液者也。此人之所以具受於天也。無愚智賢不肖、無以相倚也。然有其独尽天寿、而無邪僻之病、百年不衰。雖犯風雨、卒寒、大暑、猶弗能害也。有其不離屏蔽室内、無怵惕之恐、然猶不免於病。何也？　願聞其故。岐伯対曰、窘乎哉問也。五臓者、所以参天地、副陰陽、而連四時、化五節者也。五臓者、固有小大、高下、堅脆、端正偏傾者。六腑、亦有小大、長短、厚薄、結直、緩急。凡此二十五者、各不同。或善或悪、或吉或凶。請言其方。心小則臓安、邪弗能傷、易傷以憂。心大則憂不能傷、易傷於邪。心高則満於肺中、悗而善忘、難開以言。心下則臓外、易傷於寒、易恐以言。心堅則臓安守固。心脆則善病消癉熱中。心端正則和利難傷。心偏傾則操持不一、無守司也。肺小則臓安、少飲、不病喘喝。肺大則多飲、善病胸痹、喉痹、逆気。肺高則上気、肩息、咳。肺下則居賁迫肺、善脇下痛。肺堅則不病咳・上気。肺脆則苦病消癉、易傷。

肺端正則和利難傷。肺偏傾則胸偏痛也。肝小則臓安、無脇下之痛。肝大則逼胃迫咽、迫咽則苦膈中、且脇下痛。肝高則上支賁、且脇悗、為息賁。肝下則逼胃、脇下空、脇下空則易受邪。肝堅則臓安、難傷。肝脆則善病消癉、易傷。肝端正則和利難傷。肝偏傾則脇下痛也。脾小則臓安、難傷於邪也。脾大則苦湊眇而痛、不能疾行。脾高則眇引季脇而痛。脾下則下加於大腸、下加於大腸、則臓苦受邪。脾堅則臓安難傷。脾脆則善病消癉、易傷。脾端正則和利難傷。脾偏傾則善満善脹也。腎小則臓安、難傷。腎大則善病腰痛、不可以俛仰、易傷以邪。腎高則苦背膂痛、不可以俯仰。腎下則腰尻痛、不可以俛仰、為狐疝。腎堅則不病腰背痛。腎脆則苦病消癉、易傷。腎端正則和利難傷。腎偏傾則苦腰尻痛也。凡此二十五変者、人之所苦常病也。黄帝曰、何以知其然也？ 岐伯曰、赤色小理者、心小。粗理者、心大。無髃骬者、心高。髃骬小短挙者、心下。髃骬長者、心堅。髃骬弱小以薄者、心脆。髃骬直下不挙者、心端正。髃骬倚一方者、心偏傾也。白色小理者、肺小。粗理者、肺大。巨肩、反膺陥喉者、肺高。合腋張脇者、肺下。好肩背厚者、肺堅。肩背薄者、肺脆。背膺厚者、肺端正。脇偏疎者、肺偏傾也。青色小理者、肝小。粗理者、肝大。広胸反骹者、肝高。合脇兔骹者、肝下。胸脇好者、肝堅。脇骨弱者、肝脆。膺腹好相得者、肝端正。脇骨偏挙者、肝偏傾也。黄色小理者、脾小。粗理者、脾大。掲唇者、脾高。唇下縦者、脾下。唇堅者、脾堅。唇大而不堅者、脾脆。唇上下好者、脾端正。唇偏挙者、脾偏傾也。黒色小理者、腎小。粗理者、腎大。高耳者、腎高。耳後陥者、腎下。耳堅者、腎堅。耳薄不堅者、腎脆。耳好前、居牙車者、腎端正。耳偏高者、腎偏傾也。凡此諸変者、持則安、減則病也。帝曰、善。然非余之所問也。願聞、人之有、不可病者、至尽天寿。雖有、深憂、大恐、怵惕之志、猶不能感也。甚寒大熱、不能傷也。其有不離屏蔽室内、又無怵惕之恐。然不免於病者、何也？願聞其故。岐伯曰、五臓六腑、邪之舎也。請言其故。五臓皆小者、少病、苦焦心、大愁憂。五臓皆大者、緩於事、難使以憂。五臓皆高者、好高挙措。五臓皆下者、好出人下。五臓皆堅者、無病。五臓皆脆者、不離於病。五臓皆端正者、和利得人心。五臓皆偏傾者、邪心而善盗、不可以為人平、反覆言語也。黄帝曰、願聞六腑之応。岐伯答曰、肺合大腸、大腸者、皮其応。心合小腸、小腸者、脈其応。肝合胆、胆者、筋其応。脾合胃、胃者、肉其応。腎合三焦膀胱、三焦膀胱者、腠理毫毛其応。黄帝曰、応之奈何？岐伯曰、肺応皮。皮厚者大腸厚。皮薄者大腸薄。皮緩腹裏大者、大腸大而長。皮急者、大腸急而短。皮滑者大腸直。皮肉不相離者、大腸結。心応脈。皮厚者脈厚、脈厚者小腸厚。皮薄者脈薄、脈薄者小腸薄。皮緩者脈緩、脈緩者小腸大而長。皮薄而脈衝小者、小腸小而短。諸陽経脈、皆多紆屈者、小腸結。脾応肉、肉䐃堅大者胃厚。肉䐃麼者胃薄。肉䐃小而麼者胃不堅。肉䐃不称身者胃下、胃下者、下管約不利。肉䐃不堅者胃緩。肉䐃無小裏累者胃急。肉䐃多少裏累者胃結、胃結者、上管約不利也。肝応爪。爪厚色黄者胆厚。爪薄色紅者胆薄。爪堅色青者胆急。爪濡色赤者胆緩。爪直色白無紋者、胆直。爪悪色黒多紋者、胆結也。腎応骨。密理厚皮者、三焦膀胱厚。粗理薄皮者、三焦膀胱薄。疎腠理者、三焦膀胱緩。皮急而無毫毛者、三焦膀胱急。毫毛美而粗者、三焦膀胱直。稀毫毛者、三焦膀胱結也。黄帝曰、厚薄美悪、皆有形。願聞其所病。岐伯答曰、視其外応、以知其内臓、則知所病矣。

霊枢・禁服

雷公問於黄帝曰、細子得受業、通於九鍼六十篇。旦暮勤服之、近者編絶、久者簡垢。然尚諷誦弗置、未尽解於意矣。外揣言—渾束為一、未知所謂也。夫大則無外、小則無内、大小無極、高下無度、束之奈何？士之才力、或有厚薄。智慮褊浅、不能博大深奥。自強於学若細子、細子恐其散於後世、絶於子孫。敢問、約之奈何？黄帝曰、善乎哉問也。此先師之所禁、坐私伝之也、割臂歃血之盟也。子若欲得之、何不斎乎？雷公、再拝而起曰、請聞命於是也。乃斎宿三日而請曰、敢問今日正陽、細子願以受盟。黄帝乃与倶入斎室、割臂歃血。黄帝、親祝曰、今日正陽、歃血伝方。有敢背此言者、必受其殃。雷公、再拝曰、細子受之。黄帝、乃左握其手、右授之書、曰、慎之慎之。吾為子言之。凡刺之理、経脈為始。営其所行、知其度量、内別五臓、外次六腑。審察衛気、為百病母。調其虚実、虚実乃止、瀉其血絡、血尽不殆矣。雷公曰、此皆細子之所以通、未知其所約也。黄帝曰、夫約方者、猶約嚢也。嚢満而弗約則輸泄。方成弗約、則神与弗倶。雷公曰、願為下材者、勿満而約之。黄帝曰、未満而知約之、以為工。不可以為天下師。雷公曰、願聞為工。黄帝曰、寸口主中、人迎主外。両者相応、倶往倶来。若引縄、大小斉等。春夏人迎微大、秋冬寸口微大。如是者、名曰平人。人迎大一倍於寸口、病在足少陽。一倍而躁、病在手少陽。人迎二倍、病在足太陽。二倍而躁、病在手太陽。人迎三倍、病在足陽明。三倍而躁、病在手陽明。盛則為熱、虚則為寒、緊則為痛痹、代則乍甚乍間。盛則瀉之、虚則補之、緊痛則取之分肉、代則取血絡且飲薬、陥下則灸之。不盛不虚、以経取之、名曰経刺。人迎四倍者、且大且数、名曰溢陽、溢陽為外格、死不治。必審按其本末、察其寒熱、以験其臓腑之病。寸口大於人迎一倍、病在足厥陰。一倍而躁、病在手心主。寸口二倍、病在足少陰。二倍而躁、病在手少陰。寸口三倍、病在足太陰。三倍而躁、病在手太陰。盛則脹満、寒中—食不化。虚則熱中、出糜、少気、溺色変。緊則痛痺、代則乍痛乍止。盛則瀉之、虚則補之、緊則先刺而後灸之、代則取血絡而後調之、陥下則徒灸之。陥下者、脈血結於中、中有著血、血寒故宜灸之。不盛不虚、以経取之。寸口四倍者、名曰内関、内関者、且大且数、死不治。必審察其本末之寒温、以験其臓腑之病。通其営輸、乃可伝於大数。大数曰、盛則徒瀉之、虚則徒補之、緊則灸刺且飲薬、陥下則徒灸之、不盛不虚以経取之。所謂経治者、飲薬、亦用灸刺。脈急則引、脈代以弱、則欲安静、用力無労也。

霊枢・五色

雷公問於黄帝曰、五色、独決於明堂乎？　小子、未知其所謂也。黄帝曰、明堂者鼻也。闕者眉間也。庭者顔也。蕃者頰側也。蔽者耳門也。其間欲方大、去之十歩、皆見於外。如是者、寿必中百歳。雷公曰、五官之辨、奈何？　黄帝曰、明堂、骨高以起、平以直。五臟次於中央、六腑挟其両側。首面上於闕庭、王宮在於下極、五臟安於胸中、真色以致、病色不見、明堂潤沢以清。五官、悪得無辨乎？　雷公曰、其不辨者、可得聞乎？　黄帝曰、五色之見也、各出其色部。部骨陥者、必不免於病矣。其色部乗襲者、雖病甚、不死矣。雷公曰、官五色奈何？　黄帝曰、青黒為痛、黄赤為熱、白為寒、是謂五官。雷公曰、病之益甚、与其方衰、如何？　黄帝曰、外内皆在焉。切其脈口、滑小緊以沈者、病益甚、在中。人迎、気大緊以浮者、其病益甚、在外。其脈口浮滑者、病日進。人迎沈而滑者、病日損。其脈口滑以沈者、病日進、在内。其人迎脈滑盛以浮者、其病日進、在外。脈之浮沈、及人迎与寸口、気小大等者、病難已。病之在臟、沈而大者易已、小為逆。病在腑、浮而大者、其病易已。人迎盛堅者、傷於寒。気口盛堅者、傷於食。雷公曰、以色言、病之間、甚、奈何？　黄帝曰、其色粗以明者為間、沈夭者為甚。其色上行者、病益甚。其色下行、如雲徹散者、病方已。五色各有臟部、有外部、有内部也。色従外部走内部者、其病従外走内。其色従内走外者、其病従内走外。病生於内者、先治其陰、後治其陽。反者益甚。其病生於外者、先治其陽、後治其陰。反者益甚。其脈滑大以代而長者、病従外来、目有所見、志有所悪。此陽気之并也、可変而已。雷公曰、小子聞。風者、百病之始也。厥痹者、寒湿之起也。別之奈何？黄帝曰、常候闕中。薄沢為風、衝濁為痹、在地為厥、此其常也。各以其色、言其病。雷公曰、人不病、卒死。何以知之？黄帝曰、大気、入於臓腑者、不病而卒死矣。雷公曰、病小愈、而卒死者、何以知之？黄帝曰、赤色出両顴、大如母指者、病雖小愈、必卒死。黒色出於庭、大如母指、必不病、而卒死。雷公再拝曰、善哉。其死有期乎？

黄帝曰、察色、以言其時。雷公曰、善乎。願卒聞之。黄帝曰、庭者、首面也。闕上者、咽喉也。闕中者、肺也。下極者、心也。直下者、肝也。肝左者、胆也。下者、脾也。方上者、胃也。中央者、大腸也。挟大腸者、腎也。当腎者、臍也。面王以上者、小腸也。面王以下者、膀胱子処也。顴者、肩也。顴後者、臂也。臂下者、手也。目内眥上者、膺乳也。挟縄而上者、背也。循牙車以下者、股也。中央者、膝也。膝以下者、脛也。当脛以下者、足也。巨分者、股裏也。巨屈者、膝臏也。此五臓六腑、肢節之部也。各有部分。用陰和陽、用陽和陰。当明部分、万挙万当。能別左右、是謂大道。男女異位、故曰陰陽。審察沢夭、謂之良工。沈濁為内、浮沢為外。黄赤為風、青黒為痛、白為寒。黄而膏潤為膿、赤甚者為血。痛甚為攣、寒甚為皮不仁。五色各見其部。察其浮沈、以知浅深。察其沢夭、以観成敗。察其散団、以知遠近。視色上下、以知病処。積神於心、以知往今。故相気不微、不知是非。属意勿去、乃知新故。色明不粗、沈夭為甚。不明不沢、其病不甚。其色散駒駒然、未有聚、其病散而気痛、聚未成也。腎乗心、心先病、腎為応、色皆如是。男子色在於面王為小腹痛、下為卵痛、其圜直為茎痛。高為本、下為首、狐疝㿉陰之属也。女子在於面王―為膀胱子処之病、散為痛、団為聚、方圓左右、各如其色形。其随而下至—唇為淫。有潤如膏状—為暴食不潔。左為左、右為右、其色有斜、聚散而不端、面色所指者也。色者、青黒赤白黄、皆端満有別郷。別郷赤者、其色赤—大如楡莢、在面王、為不月。其色上鋭、首空上向、下鋭下向、在左右如法。以五色命臓、青為肝、赤為心、白為肺、黄為脾、黒為腎。肝合筋、心合脈、肺合皮、脾合肉、腎合骨也。

霊枢・論勇

黄帝問於少兪曰、有人於此、並行並立、其年之長少等也、衣之厚薄均也。卒然遇烈風暴雨、或病或不病、或皆病、或皆不病、其故何也？少兪曰、帝問何急？黄帝曰、願尽聞之。少兪曰、春温風、夏陽風、秋涼風、冬寒風。凡此四時之風者、其所病、各不同形。黄帝曰、四時之風、病人如何？少兪曰、黄色、薄皮、弱肉者、不勝春之虚風。白色、薄皮、弱肉者、不勝夏之虚風。青色、薄皮、弱肉、不勝秋之虚風。赤色、薄皮、弱肉、不勝冬之虚風也。黄帝曰、黒色不病乎？少兪曰、黒色、而皮厚、肉堅、固不傷於四時之風。其皮薄、而肉不堅、色不一者、長夏至、而有虚風者、病矣。其皮厚、而肌肉堅者、長夏至、而有虚風、不病矣。其皮厚、而肌肉堅者、必重感於寒、外内皆然、乃病。黄帝曰、善。黄帝曰、夫人之、忍痛与不忍痛者、非勇怯之分也。夫勇士之不忍痛者、見難則前、見痛則止。夫怯士之忍痛者、聞難則恐、遇痛不動。夫勇士之忍痛者、見難不恐、遇痛不動。夫怯士之不忍痛者、見難与痛、目転面盻、恐不能言、失気、驚悸、顔色変化、乍死乍生。余見其然也、不知其何由？願聞其故。少兪曰、夫忍痛与不忍痛者、皮膚之薄厚、肌肉之堅脆、緩急之分也。非勇怯之謂也。黄帝曰、願聞、勇怯之所由然。少兪曰、勇士者、目深以固、長衡直揚、三焦理横、其心端直、其肝大以堅、其胆満以旁。怒、則気盛而胸張、肝挙而胆横、眥裂而目揚、毛起而面蒼、此勇士之由然者也。黄帝曰、願聞、怯士之所由然。少兪曰、怯士者、目大而不減、陰陽相失、其焦理縦、髃骬短而小、肝系緩、其胆不満而縦、腸胃挺、脇下空。雖方大怒、気不能満其胸、肝肺雖挙、気衰復下、故不能久怒。此怯士之所由然者也。黄帝曰、怯士之得酒、怒不避勇士者、何臓使然？ 少兪曰、酒者、水穀之精、熟穀之液也。其気慓悍、其入於胃中、則胃脹、気上逆、満於胸中、肝浮胆横。当是之時、固比於勇士、気衰則悔。与勇士同類、不知避之、名曰酒悖也。

霊枢・背腧

黄帝問於岐伯曰、願聞、五臓之腧―出於背者。岐伯曰、胸中大腧、在杼骨之端。肺腧、在三椎之傍。心腧、在五椎之傍。膈腧、在七椎之傍。肝腧、在九椎之傍。脾腧、在十一椎之傍。腎腧、在十四椎之傍。皆挟脊、相去三寸所。則欲得而験之、按其処、応在中、而痛解、乃其腧也。灸之則可、刺之則不可。気盛則瀉之、虚則補之。以火補者、毋吹其火、須自滅也。以火瀉者、疾吹其火、伝其艾、須其火滅也。

霊枢・衛気

黄帝曰、五臓者、所以蔵―精神魂魄者也。六腑者、所以受―水穀而行化物者也。其気内於五臓、而外絡肢節。其浮気之不循経者、為衛気。其精気之行於経者、為営気。陰陽相随、外内相貫、如環之無端、亭亭淳淳乎、孰能窮之。然其分別陰陽、皆有標本、虚実、所離之処。能別陰陽十二経者、知病之所生。候虚実之所在者、能得病之高下。知六腑之気街者、能知解結、契紹於門戸。能知虚実之堅軟者、知補瀉之所在。能知六経標本者、可以無惑於天下。岐伯曰、博哉。聖帝之論。臣請尽意、悉言之。足太陽之本、在跟以上五寸中、標在両絡命門。命門者、目也。足少陽之本、在竅陰之間、標在窗籠之前、窗籠者、耳也。足少陰之本、在内踝下上三寸中、標在背兪与舌下両脈也。足厥陰之本、在行間上五寸所、標在背兪也。足陽明之本、在厲兌、標在人迎―頬挾頏顙也。足太陰之本、在中封前―上四寸之中、標在背兪与舌本也。手太陽之本、在外踝之後、標在命門之上一寸也。手少陽之本、在小指次指之間―上二寸、標在耳後上角、下外眥也。手陽明之本、在肘骨中、上至別陽、標在顔下―合鉗上也。手太陰之本、在寸口之中、標在腋内動脈也。手少陰之本、在鋭骨之端、標在背兪也。手心主之本、在掌後―両筋之間二寸中、標在腋下―下三寸也。凡候此者、下虚則厥、下盛則熱。上虚則眩、上盛則熱痛。故実者絶而止之、虚者引而起之。請言気街、胸気有街、腹気有街、頭気有街、脛気有街。故気在頭者、止之於脳。気在胸者、止之膺与背兪。気在腹者、止之背兪与衝脈、於臍左右之動脈者。気在脛者、止之於気街与承山、踝上以下。取此者、用毫鍼。必先按而在久、応於手、乃刺而予之。所治者、頭痛眩仆、腹痛中満暴脹、及有新積。痛可移者、易已也。積不痛、難已也。

霊枢・論痛

黄帝問於少兪曰、筋骨之強弱、肌肉之堅脆、皮膚之厚薄、腠理之疎密、各不同。其於鍼石、火焫之痛何如？　腸胃之厚薄、堅脆亦不等。其於毒薬、何如？　願尽聞之。少兪曰、人之骨強筋弱、肉緩皮膚厚者、耐痛。其於鍼石之痛、火焫亦然。黄帝曰、其耐火焫者、何以知之？　少兪答曰、加以黒色、而美骨者、耐火焫。黄帝曰、其不耐鍼石之痛者、何以知之？　少兪曰、堅肉、薄皮者、不耐鍼石之痛、於火焫亦然。黄帝曰、人之病、或同時而傷、或易已、或難已。其故何如？　少兪曰、同時而傷。其身多熱者易已、多寒者難已。黄帝曰、人之勝毒、何以知之？　少兪曰、胃厚、色黒、大骨、及肥者、皆勝毒。故其痩、而薄胃者、皆不勝毒也。

霊枢・天年

黄帝問於岐伯曰、願聞一人之始生、何気築為基？　何立而為楯？　何失而死？　何得而生？　岐伯曰、以母為基、以父為楯。失神者死、得神者生也。黄帝曰、何者為神？　岐伯曰、血気已和、栄衛已通、五臓已成。神気舎心、魂魄畢具、乃成為人。黄帝曰、人之寿夭、各不同。或夭寿、或卒死、或病久。願聞其道。岐伯曰、五臓堅固、血脈和調、肌肉解利、皮膚致密。営衛之行、不失其常。呼吸微徐、気以度行、六腑化穀、津液布揚、各如其常、故能長久。黄帝曰、人之寿、百歳而死。何以致之？　岐伯曰、使道隧以長、基墻高以方。通調営衛、三部三里起。骨高肉満、百歳乃得終。黄帝曰、其気之盛衰、以至其死。可得聞乎？　岐伯曰、人生十歳、五臓始定、血気已通。其気在下、故好走。二十歳、血気始盛、肌肉方長、故好趨。三十歳、五臓大定、肌肉堅固、血脈盛満、故好歩。四十歳、五臓六腑十二経脈、皆大盛以平定。腠理始疎、栄華頽落、髪頗斑白、平盛不揺、故好坐。五十歳、肝気始衰、肝葉始薄、胆汁始減、目始不明。六十歳、心気始衰、善憂悲、血気懈惰、故好臥。七十歳、脾気虚、皮膚枯。八十歳、肺気衰、魄離、故言善誤。九十歳、腎気焦、四臓経脈空虚。百歳、五臓皆虚、神気皆去、形骸独居、而終矣。黄帝曰、其不能終寿而死者、何如？　岐伯曰、其五臓皆不堅、使道不長、空外以張、喘息暴疾。又卑基墻、薄脈少血、其肉不実、数中風寒。血気虚、脈不通、真邪相攻、乱而相引。故中寿而尽也。

霊枢・逆順

黄帝問於伯高曰、余聞−気有逆順、脈有盛衰、刺有大約。可得聞乎？　伯高曰、気之逆順者、所以応天地、陰陽、四時、五行也。脈之盛衰者、所以−候血気之虚実、有余不足也。刺之大約者、必明知−病之可刺、与其未可刺、与其已不可刺也。黄帝曰、候之奈何？　伯高曰、兵法曰、無迎−逢逢之気。無撃−堂堂之陣。刺法曰、無刺−熇熇之熱。無刺−漉漉之汗。無刺−渾渾之脈。無刺−病与脈相逆者。黄帝曰、候其可刺−奈何？　伯高曰、上工刺、其未生者也。其次刺、其未盛者也。其次刺、其已衰者也。下工刺、其方襲者也、与其形之盛者也、与其病之与脈相逆者也。故曰、方其盛也、勿敢毀傷。刺其已衰、事必大昌。故曰、上工治未病、不治已病、此之謂也。

霊枢・五味

黄帝曰、願聞—穀気有五味。其入五臓、分別—奈何？ 伯高曰、胃者、五臓六腑之海也。水穀皆入於胃。五臓六腑、皆禀気於胃。五味、各走其所喜。穀味酸、先走肝。穀味苦、先走心。穀味甘、先走脾。穀味辛、先走肺。穀味鹹、先走腎。穀気、津液已行、営衛大通。乃化糟粕、以次伝下。黄帝曰、営衛之行—奈何？ 伯高曰、穀始入於胃。其精微者、先出於胃之両焦、以漑五臓、別出—両行営衛之道。其大気之団而不行者、積於胸中、命曰気海。出於肺、循喉咽、故呼則出、吸則入。天地之精気、其大数、常出三入一。故穀不入、半日則気衰、一日則気少矣。黄帝曰、穀之五味、可得聞乎？ 伯高曰、請尽言之。五穀、粳米甘、麻酸、大豆鹹、麦苦、黄黍辛。五果、棗甘、李酸、栗鹹、杏苦、桃辛。五畜、牛甘、犬酸、豚鹹、羊苦、鶏辛。五菜、葵甘、韭酸、藿鹹、薤苦、葱辛。五色、黄色宜甘、青色宜酸、黒色宜鹹、赤色宜苦、白色宜辛。凡此五者、各有所宜。所言五宜者、脾病者、宜食粳米飯、牛肉、棗、葵。心病者、宜食麦、羊肉、杏、薤。腎病者、宜食大豆、猪肉、栗、藿。肝病者、宜食麻、犬肉、李、韭。肺病者、宜食黄黍、鶏肉、桃、葱。五禁。肝病禁辛、心病禁鹹、脾病禁酸、腎病禁甘、肺病禁苦。肝色青、宜食甘、粳米飯、牛肉、棗、葵—皆甘。心色赤、宜食酸、麻、犬肉、李、韭—皆酸。脾色黄、宜食鹹、大豆、豚肉、栗、藿—皆鹹。肺色白、宜食苦、麦、羊肉、杏、薤—皆苦。腎色黒、宜食辛、黄黍、鶏肉、桃、葱—皆辛。

霊枢・水脹

黄帝問於岐伯曰、水与膚脹、鼓脹、腸覃、石瘕、石水、何以別之？　岐伯答曰、水始起也。目窠上微腫、如新臥起之状、其頸脈動、時咳、陰股間寒、足脛腫、腹乃大、其水已成矣。以手按其腹、随手而起、如裹水之状、此其候也。黄帝曰、膚脹、何以候之？　岐伯曰、膚脹者、寒気客於皮膚之間、鼕鼕然不堅、腹大、身尽腫、皮厚、按其腹凹不起、腹色不変、此其候也。黄帝曰、鼓脹何如？

岐伯曰、腹脹、身皆大、大与膚脹等也。色蒼黄、腹筋起、此其候也。黄帝曰、腸覃何如？　岐伯曰、寒気客於腸外、与衛気相搏、気不得営、因有所繫、癖而内著、悪気乃起、瘜肉乃生。其始生也、大如鶏卵、稍以益大。至其成、如懐子之状。久者離歳、按之則堅、推之則移、月事以時下、此其候也。黄帝曰、石瘕何如？　岐伯曰、石瘕生於胞中。寒気客於子門、子門閉塞、気不得通、悪血当瀉不瀉、衃以留止、日以益大、状如懐子、月事不以時下。皆生於女子、可導而下。黄帝曰、膚脹、鼓脹、可刺耶？　岐伯曰、先瀉其脹之血絡、後調其経、刺去—其血絡也。

霊枢・賊風

黄帝曰、夫子言一賊風、邪気之傷人也。令人病焉。今有一其不離屏蔽、不出室穴之中、卒然病者、非不離賊風邪気、其故何也？　岐伯曰、此皆嘗有所傷於湿気、蔵於血脈之中、分肉之間、久留而不去。若有所墮墜、悪血在内而不去。卒然喜怒不節、飲食不適、寒温不時、腠理閉而不通。其開而遇風寒、則血気凝結、与故邪相襲、則為寒痹。其有熱則汗出、汗出則受風。雖不遇賊風邪気、必有因加而発焉。黄帝曰、今夫子之所言者、皆病人之所自知也。其毋所遇邪気、又毋怵惕之志、卒然而病者、其故何也？　唯有一因鬼神之事乎？　岐伯曰、此亦有故邪、留而未発。因而志有所悪、及有所慕、血気内乱、両気相搏。其所従来者微、視之不見、聴而不聞、故似鬼神。黄帝曰、其祝而已者、其故何也？　岐伯曰、先巫者、因知百病之勝、先知其病之所従生者、可祝而已也。

霊枢・衛気失常

黄帝曰、衛気之留於腹中、蓄積不行、苑蘊不得常所、使人支脇、胃中満、喘呼逆息者、何以去之？　伯高曰、其気—積於胸中者、上取之。積於腹中者、下取之。上下皆満者、旁取之。黄帝曰、取之奈何？　伯高対曰、積於上者、瀉—人迎、天突、喉中。積於下者、瀉—三里与気街。上下皆満者、上下取之、与季脇之下一寸。重者鶏足取之。診視其脈大而弦急、及絶不至者、及腹皮急甚者、不可刺也。黄帝曰、善。黄帝問於伯高曰、何以知皮肉、気血、筋骨之病也？　伯高曰、色起両眉薄沢者、病在皮。唇色青黄赤白黒者、病在肌肉。営気濡然者、病在血気。目色青黄赤白黒者、病在筋。耳焦枯、受塵垢、病在骨。黄帝曰、病形何如？　伯高曰、夫百病変化、不可勝数。然皮有部、肉有柱、血気有輸、筋有結、骨有属。黄帝曰、願聞其故。伯高曰、皮之部、輸於四末。肉之柱、在臂脛—諸陽分肉之間、与足少陰分間。血気之輸、輸於諸絡、気血留居、則盛而起。筋部、無陰無陽、無左無右、候病所在。骨之属者、骨空之所以受液—而益脳髄者也。黄帝曰、取之奈何？　伯高曰、夫病変化、浮沈深浅、不可勝窮。各在其処。病間者浅之、甚者深之。間者少之、甚者衆之。随変而調気、故曰上工。黄帝問於伯高曰、人之肥痩、大小、寒温、有老壮少小、別之奈何？　伯高対曰、人年五十以上為老、二十以上為壮、十八以上為少、六歳以上為小。黄帝曰、何以度知—其肥痩？　伯高曰、人有脂、有膏、有肉。黄帝曰、別此奈何？　伯高曰、䐃肉堅—皮満者脂、䐃肉不堅—皮緩者膏、皮肉不相離者肉。黄帝曰、身之寒温、何如？　伯高曰、膏者、其肉淖、而粗理者身寒、細理者身熱。脂者其肉堅、細理者熱、粗理者寒。黄帝曰、其肥痩大小、奈何？　伯高曰、膏者、多気而皮縦緩、故能縦腹垂腴。肉者、身体容大。脂者、其身収小。黄帝曰、三者之気血、多少何如？　伯高曰、膏者多気、多気者熱、熱者耐寒。肉者多血、多血則充形、充形則平。脂者、其血清、気滑少、故不能大。此別於衆人者也。黄帝曰、衆人奈何？　伯高曰、衆人—皮肉脂膏、不能相加也。血与気、不能相多、故其形不小不大。各自称其身、命曰衆人。黄帝曰、善。治之奈何？　伯高曰、必先別其三形、血之多少、気之清濁、而後調之、治—無失常経。是故膏人、縦腹垂腴。肉人者、上下容大。脂人者、雖肥不能大也。

霊枢・玉版

黄帝曰、余以小鍼為細物也。夫子乃言、上合之於天、下合之於地、中合之於人。余以為、過鍼之意矣。願聞其故。岐伯曰、何物大於天乎？夫大於鍼者、惟五兵者焉。五兵者、死之備也、非生之具。且夫一人者、天地之鎮也。其不可不参乎？夫治民者、亦唯鍼焉。夫鍼之与五兵、其孰小乎？

黄帝曰、病之生時、有喜怒不測、飲食不節、陰気不足、陽気有余、営気不行、乃発為癰疽。陰陽不通、両熱相搏、乃化為膿。小鍼、能取之乎？岐伯曰、聖人、不能使化者、為之邪不可留也。故両軍相当、旗幟相望、白刃陳於中野者、此非一日之謀也。能使其民、令行禁止、士卒一無白刃之難者、非一日之教也、須臾之得也。夫至使身被癰疽之病、膿血之聚者、不亦離道遠乎？夫癰疽之生、膿血之成也。不従天下、不従地出、積微之所生也。故聖人、自治於未有形也。愚者、遭其已成也。黄帝曰、其已形不予遭、膿已成不予見、為之奈何？岐伯曰、膿已成、十死一生。故聖人、弗使已成、而明為良方、著之竹帛、使能者一踵而伝之後世、無有終時者、為其不予遭也。黄帝曰、其已有膿血、而後遭乎？不導之、以小鍼治乎？岐伯曰、以小治小者、其功小。以大治大者、多害。故其已成膿血者、其唯砭石、鈹鋒之所取也。黄帝曰、多害者、其不可全乎？岐伯曰、其在逆順焉。黄帝曰、願聞逆順？岐伯曰、以為傷者、其白眼青、黒眼小、是一逆也。内薬而嘔者、是二逆也。腹痛渇甚、是三逆也。肩項中不便、是四逆也。音嘶色脱、是五逆也。除此五者、為順矣。黄帝曰、諸病皆有逆順、可得聞乎？　岐伯曰、腹脹、身熱、脈小、是一逆也。腹鳴而満、四肢清、泄、其脈大、是二逆也。衄而不止、脈大、是三逆也。咳、且溲血、脱形、其脈小勁、是四逆也。咳、脱形、身熱、脈小以疾、是謂五逆也。如是者、不過十五日而死矣。其腹大脹、四末清、脱形、泄甚、是一逆也。腹脹、便血、其脈大時絶、是二逆也。咳、溲血、形肉脱、脈搏、是三逆也。嘔血、胸満引背、脈小而疾、是四逆也。咳、嘔、腹脹、且飧泄、其脈絶、是五逆也。如是者、不及一時而死矣。工不察此者、而刺之、是謂逆治。黄帝曰、夫子之言、鍼甚駿、以配天地、上数天文、下度地紀。内別五臓、外次六腑、経脈二十八会、尽有周紀。能殺生人、不能起死者、子能反之乎？　岐伯曰、能殺生人、不能起死者也。黄帝曰、余聞之、則為不仁。然願聞其道、弗行於人？　岐伯曰、是明道也。其必然也。其如刀剣之可以殺人、如飲酒使人酔也。雖勿診、猶可知矣。黄帝曰、願卒聞之。岐伯曰、人之所受気者、穀也。穀之所注者、胃也。胃者、水穀気血之海也。海之所、行雲気者、天下也。胃之所、出気血者、経隧也。経隧者、五臓六腑之大絡也。迎而奪之、而已矣。黄帝曰、上下有数乎？

岐伯曰、迎之五里、中道而止、五至而已、五往而臓之気尽矣。故五五二十五而竭其輸矣。此所謂、奪其天気者也。非能絶其命、而傾其寿者也。黄帝曰、願卒聞之。岐伯曰、窺門而刺之者、死於家中。入門而刺之者、死於堂上。黄帝曰、善乎方。明哉道。請著之玉版、以為重宝。伝之後世、以為刺禁。令民勿敢犯也。

霊枢・五禁

黄帝問於歧伯曰、余聞、刺有五禁。何謂五禁？　歧伯曰、禁其不可刺也。黄帝曰、余聞、刺有五奪。歧伯曰、無瀉其不可奪者也。黄帝曰、余聞、刺有五過。歧伯曰、補瀉無過其度。黄帝曰、余聞、刺有五逆。歧伯曰、病与脈相逆、命曰五逆。黄帝曰、余聞、刺有九宜。歧伯曰、明知九鍼之論、是謂九宜。黄帝曰、何謂五禁？　願聞其不可刺之時。歧伯曰、甲乙日自乗、無刺頭、無発蒙於耳内。丙丁日自乗、無振埃於肩喉、廉泉。戊己日自乗、無刺腹、去爪、瀉水。庚辛日自乗、無刺関節於股膝。壬癸日自乗、無刺足脛。是謂五禁。黄帝曰、何謂五奪？　歧伯曰、形肉已奪、是一奪也。大奪血之後、是二奪也。大汗出之後、是三奪也。大泄之後、是四奪也。新産及大血之後、是五奪也。此皆不可瀉。黄帝曰、何謂五逆？　歧伯曰、熱病脈静、汗已出―脈盛躁、是一逆也。病泄、脈洪大、是二逆也。著痹不移、䐃肉破、身熱、脈偏絶、是三逆也。淫而奪形、身熱、色夭然白、及後下血衃、血衃篤重、是謂四逆也。寒熱奪形、脈堅搏、是謂五逆也。

霊枢・動輸

黄帝曰、経脈十二、而手太陰、足少陰、陽明、独動不休。何也？　岐伯曰、足陽明胃脈也。胃為五臓六腑之海。其清気、上注於肺。肺気、従太陰而行之。其行也、以息往来。故人一呼、脈再動。一吸、脈亦再動。呼吸不已、故動而不止。黄帝曰、気之過於寸口也。上十焉息？　下八焉伏？　何道従還？　不知其極。岐伯曰、気之離臓也。卒然如弓弩之発、如水之下岸、上於魚以反衰。其余気、衰散以逆上。故其行微。黄帝曰、足之陽明、何因而動？　岐伯曰、胃気、上注於肺。其悍気、上衝頭者、循咽、上走空竅、循眼系、入絡脳、出顑、下客主人、循牙車、合陽明、并下人迎。此胃気、別走於陽明者也。故陰陽上下、其動也若一。故陽病而陽脈小者、為逆。陰病而陰脈大者、為逆。故陰陽倶静倶動。若引縄相傾者、病。黄帝曰、足少陰、何因而動？　岐伯曰、衝脈者、十二経之海也。与少陰之大絡、起於腎下、出於気街、循陰股内廉、斜入膕中、循脛骨内廉、並少陰之経、下入内踝之後、入足下。其別者、斜入踝、出属跗上、入大指之間。注諸絡、以温足脛。此脈之常動者也。黄帝曰、営衛之行也。上下相貫、如環之無端。今有、其卒然遇邪気、及逢大寒、手足懈惰。其脈陰陽之道、相輸之会、行相失也。気何由還？　岐伯曰、夫四末―陰陽之会者、此気之大絡也。四街者、気之径路也。故絡絶、則径通。四末解、則気従合、相輸如環。黄帝曰、善。此所謂、如環無端、莫知其紀、終而復始、此之謂也。

霊枢・五味論

黄帝問於少兪曰、五味入於口也。各有所走、各有所病。酸走筋、多食之、令人癃。鹹走血、多食之、令人渇。辛走気、多食之、令人洞心。苦走骨、多食之、令人変嘔。甘走肉、多食之、令人悗心。余、知其然也、不知其何由。願聞其故。少兪答曰、酸入於胃、其気渋以收、上之両焦、弗能出入也。不出、即留於胃中。胃中和温、則下注膀胱。膀胱之胞、薄以懦、得酸則縮綣、約而不通、水道不行、故癃。陰者、積筋之所終也。故酸入而走筋矣。黄帝曰、鹹走血、多食之令人渇。何也？少兪曰、鹹入於胃、其気上走中焦、注於脈、則血気走之。血与鹹、相得則凝。凝則胃中汁注之、注之則胃中竭、竭則咽路焦。故舌本乾而善渇。血脈者、中焦之道也。故鹹入而走血矣。黄帝曰、辛走気、多食之令人洞心、何也？少兪曰、辛入於胃、其気走於上焦。上焦者、受気而営諸陽者也。姜韮之気、薫之。営衛之気、不時受之、久留心下、故洞心。辛与気、倶行。故辛入、而与汗倶出。黄帝曰、苦走骨、多食之令人変嘔。何也？少兪曰、苦入於胃、五穀之気、皆不能勝苦。苦入下脘、三焦之道、皆閉而不通。故変嘔。歯者、骨之所終也。故苦入而走骨、故入而復出、知其走骨也。黄帝曰、甘走肉、多食之令人悗心、何也？少兪曰、甘入於胃、其気弱小、不能上至於上焦、而与穀留於胃中、令人柔潤者也。胃柔則緩、緩則虫動、虫動則令人悗心。其気、外通於肉、故甘走肉。

霊枢・陰陽二十五人

黄帝曰、余聞。陰陽之人、何如？　伯高曰、天地之間、六合之内、不離於五。人亦応之。故五五二十五人之形、而陰陽之人、不与焉。其態、又不合於衆者五、余已知之矣。願聞、二十五人之形、血気之所生、別而以候、従外知内、何如？　岐伯曰、悉乎哉問也。此先師之秘也。雖伯高、猶不能明之也。黄帝、避席遵循、而却曰。余聞之、得其人弗教、是謂重失、得而泄之、天将厭之。余、願得而明之、金匱蔵之、不敢揚之。岐伯曰、先立五形、金木水火土。別其五色、異其五形之人、而二十五人具矣。黄帝曰、願卒聞之。岐伯曰、慎之慎之、臣請言之。木形之人、比於上角、似於蒼帝。其為人、蒼色、小頭、長面、大肩背、直身、小手足。有才、好労心、少力、多憂、労於事。能春夏、不能秋冬。秋冬感而病生、足厥陰、佗佗然。大角之人、比於左足少陽、少陽之上、遺遺然。左角之人、比於右足少陽、少陽之下、随随然。釱角之人、比於右足少陽、少陽之上、推推然。判角之人、比於左足少陽、少陽之下、栝栝然。火形之人、比於上徴、似於赤帝。其為人、赤色、広䏡、鋭面、小頭、好肩背髀腹、小手足、行安地、疾行揺、肩背肉満。有気、軽財、少信、多慮、見事明、好顧、急心、不寿暴死。能春夏、不能秋冬。秋冬感而病生、手少陰、核核然。質徴之人、比於左手太陽、太陽之上、肌肌然。少徴之人、比於右手太陽、太陽之下、慆慆然。右徴之人、比於右手太陽、太陽之上、鮫鮫然。質判之人、比於左手太陽、太陽之下、支支頤頤然。土形之人、比於上宮、似於上古一黄帝。其為人、黄色、圓面、大頭、美肩背、大腹、美股脛、小手足、多肉、上下相称、行安地、挙足浮、安心、好利人、不喜権勢、善附人也。能秋冬、不能春夏。春夏感而病生、足太陰、敦敦然。太宮之人、比於左足陽明、陽明之上、婉婉然。加宮之人、比於左足陽明、陽明之下、坎坎然。少宮之人、比於右足陽明、陽明之上、枢枢然。左宮之人、比於右足陽明、陽明之下、兀兀然。金形之人、比於上商、似於白帝。其為人、白色、方面、小頭、小肩背、小腹、小手足、如骨発踵外、骨軽。身清廉、急心、静悍、善為吏。能秋冬、不能春夏。春夏感而病生、手太陰、敦敦然。釱商之人、比於左手陽明、陽明之上、廉廉然。右商之人、比於左手陽明、陽明之下、脱脱然。左商之人、比於右手陽明、陽明之上、監監然。少商之人、比於右手陽明、陽明之下、厳厳然。水形之人、比於上羽、似於黒帝。其為人、黒色、面不平、大頭、広頤、小肩、大腹、小手足、発行揺身、下尻長、背延延然。不敬畏、善欺紿人、戮死。能秋冬、不能春夏。春夏感而病生、足少陰、汚汚然。大羽之人、比於右足太陽、太陽之上、頬頬然。少羽之人、比於左足太陽、太陽之下、紆紆然。衆羽之人、比於右足太陽、太陽之下、潔潔然。桎羽之人、比於左足太陽、太陽之上、安安然。是故五形之人、二十五変者、衆之所以相異者是也。黄帝曰、得其形、不得其色、何如？　岐伯曰、形勝色、色勝形者、至其勝時年加、感則病行、失則憂矣。形色相得者、富貴大楽。黄帝曰、其形色相勝之時、年加可知乎？　岐伯曰、凡年忌下上之人、大忌常加九歳。七歳、十六歳、二十五歳、三十四歳、四十三歳、五十二歳、六十一歳、皆人之大忌。不可不自安也。感則病行、失則憂矣。当此之時、無為姦事、是謂年忌。黄帝曰、夫子之言、脈之上下、血気之候、以知形気、奈何？　岐伯曰、足陽明之上、血気盛則髯美長、血少気多則髯短、故気少血多則髯少、血気皆少則無髯、両吻多画。足陽明之下、血気盛則下毛美長至胸、血多気少則下毛美短至臍、行則善高挙足、足指少肉、足善寒。血少気多則肉而善瘃、血気皆少則無毛、有則稀、枯悴、善痿厥、足痺。足少陽之上、気血盛則通髯美長、血多気少則通髯美短、血少気多則少髯、血気皆少則無髯、感於寒湿、則善痺、骨痛、爪枯也。足少陽之下、血気盛則脛毛美長、外踝肥。血多気少則脛毛美短、外踝皮堅而厚。血少気多則脛毛少、外踝皮薄而軟。血気皆少則無毛、外踝痩、無肉。足太陽之上、血気盛則美眉、眉有毫毛。血多気少則悪眉、面多小理。血少気多則面多肉。血気和則美色。足太陽之下、血気盛則跟肉満、踵堅。気少血多則痩、跟空。血気皆少則善転筋、踵下痛。手陽明之上、血気盛則髭美。血少気多則髭悪。血気皆少則無髭。手陽明之下、血気盛則腋下毛美、手魚肉以温。気血皆少則手痩以寒。手少陽之上、血気盛則眉美以長、耳色美。血気皆少則耳焦悪色。手少陽之下、血気盛則手捲、多肉以温。血気皆少則寒以痩。気少血多則痩以多脈。手太陽之上、血気盛則有多鬚、面多肉以平。血気皆少則面痩、悪色。手太陽之下、血気盛則掌肉充満。血気皆少則掌痩以寒。黄帝曰、二十五人者、刺之有約乎？岐伯曰、美眉者、足太陽之脈、気血多。悪眉者、血気少。其肥而沢者、血気有余。肥而不沢者、気有余、血不足。痩而無沢者、気血倶不足。審察其形、気有余不足而調之。可以知逆順矣。黄帝曰、刺其諸陰陽、奈何？岐伯曰、按其寸口人迎、以調陰陽。切循、其経絡之凝渋。結而不通者、此於身皆為痛痺。甚則不行、故凝渋。凝渋者、致気以温之、血和乃止。其結絡者、脈結血不行、決之乃行。故曰、気有余於上者、導而下之。気不足於上者、推而揚之。其稽留不至者、因而迎之。必明於経隧、乃能持之。寒与熱争者、導而行之。其宛陳血不結者、則而予之。必先明知二十五人、則血気之所在、左右上下、刺約畢也。

霊枢・五音五味

右徴与少徴、調右手太陽上。左商与左徴、調左手陽明上。少徴与大宮、調左手陽明上。右角与大角、調右足少陽下。大徴与少徴、調左手太陽上。衆羽与少羽、調右足太陽下。少商与右商、調右手太陽下。桎羽与衆羽、調右足太陽下。少宮与大宮、調右足陽明下。判角与少角、調右足少陽下。釱商与上商、調右足陽明下。釱商与上角、調左足太陽下。上徴与右徴同、穀麦、畜羊、果杏。手少陰、臓心、色赤、味苦、時夏。上羽与大羽同、穀大豆、畜豚、果栗。足少陰、臓腎、色黒、味鹹、時冬。上宮与大宮同、穀稷、畜牛、果棗。足太陰、臓脾、色黄、味甘、時季夏。上商与右商同、穀黍、畜鶏、果桃。手太陰、臓肺、色白、味辛、時秋。上角与大角同、穀麻、畜犬、果李。足厥陰、臓肝、色青、味酸、時春。大宮与上角同、右足陽明上。左角与大角同、左足陽明上。少羽与大羽同、右足太陽下。左商与右商同、左手陽明上。加宮与大宮同、左足少陽上。質判与大宮同、左手太陽下。判角与大角同、左足少陽下。大羽与大角同、右足太陽上。大角与大宮同、右足少陽上。右徴、少徴、質徴、上徴、判徴。右角、釱角、上角、大角、判角。右商、少商、釱商、上商、左商。少宮、上宮、大宮、加宮、左宮。衆羽、桎羽、上羽、大羽、少羽。黄帝曰、婦人無鬚者、無血気乎？岐伯曰、衝脈、任脈、皆起於胞中、上循背裏、為経絡之海。其浮而外者、循腹上行、会於咽喉、別而絡唇口。血気盛則充膚熱肉、血独盛則澹滲皮膚、生毫毛。今婦人之生、有余於気、不足於血、以其数、脱血也。衝任之脈、不栄口唇、故鬚不生焉。黄帝曰、士人、有傷於陰、陰気絶而不起、陰不用、然其鬚不去。其故何也？宦者独去、何也？願聞其故。岐伯曰、宦者、去其宗筋、傷其衝脈、血瀉不復、皮膚内結、唇口不栄、故鬚不生。黄帝曰、其有天宦者、未嘗被傷、不脱於血。然其鬚不生、其故何也？岐伯曰、此天之所不足也。其任衝不盛、宗筋不成、有気無血、唇口不栄、故鬚不生。黄帝曰、善乎哉。聖人、之通万物也。若日月之光影、音声之鼓響、聞其声而知其形。其非夫子、孰能明万物之精。是故聖人、視其顔色、黄赤者多熱気、青白者少熱気、黒色者多血少気。美眉者太陽多血、通髯極鬚者少陽多血、美鬚者陽明多血。此其時然也。夫人之常数、太陽常多血少気、少陽常多気少血、陽明常多血多気、厥陰常多気少血、少陰常多気少血、太陰常多血少気。此天之常数也。

霊枢・百病始生

黄帝問於歧伯曰、夫百病之始生也、皆生於風雨寒暑、清湿喜怒。喜怒不節則傷臓、風雨則傷上、清湿則傷下。三部之気、所傷異類。願聞其会。歧伯曰、三部之気、各不同。或起於陰、或起於陽。請言其方。喜怒不節則傷臓、臓傷則病起於陰也。清湿襲虚、則病起於下。風雨襲虚、則病起於上。是謂三部。至於其淫泆、不可勝数。黄帝曰、余固不能数、故問先師。願卒聞其道。歧伯曰、風雨寒熱、不得虚、邪不能独傷人。卒然逢―疾風暴雨而不病者、蓋無虚、故邪不能独傷人。此必因虚邪之風、与其身形、両虚相得、乃客其形。両実相逢、衆人肉堅。其中於虚邪也、因於天時、与其身形、参以虚実、大病乃成。気有定舍、因処為名、上下内外、分為三員。是故―虚邪之中人也、始於皮膚。皮膚緩則腠理開、開則邪従毛髪入、入則抵深、深則毛髪立、毛髪立則淅然、故皮膚痛。留而不去、則伝舎於絡脈、在絡之時、痛於肌肉、其痛之時息、大経乃代。留而不去、伝舎於経、在経之時、洒淅善驚。留而不去、伝舎於輸、在輸之時、六経不通、四肢則肢節痛、腰脊乃強。留而不去、伝舎於伏衝之脈、在伏衝之時、体重身痛。留而不去、伝舎於腸胃、在腸胃之時、賁響腹脹、多寒則腸鳴飧泄、食不化、多熱則溏出麋。留而不去、伝舎於腸胃之外、募原之間、留著於脈。稽留而不去、息而成積。或著孫脈、或著絡脈、或著経脈、或著輸脈、或著於伏衝之脈、或著於膂筋、或著於腸胃之募原、上連於緩筋。邪気淫泆、不可勝論。黄帝曰、願尽聞、其所由然。歧伯曰、其著孫絡之脈而成積者、其積往来上下、辟乎孫絡之居也、浮而緩、不能句積而止之、故往来移行。腸胃之間、水湊滲注灌、濯濯有音、有寒則䐜脹満雷引、故時切痛。其著於陽明之経、則挟臍而居、飽食則益大、飢則益小。其著於緩筋也、似陽明之積、飽食則痛、飢則安。其著於腸胃之募原也、痛而外連於緩筋、飽食則安、飢則痛。其著於伏衝之脈者、揣揣之応手而動、発手則熱気下於両股、如湯沃之状。其著於膂筋、在腸後者、飢則積見、飽則積不見、按之不得。其著於輸之脈者、閉塞不通、津液不下、孔竅乾壅。此邪気之従外入内、従上下也。黄帝曰、積之始生、至其已成、奈何？　岐伯曰、積之始生、得寒乃生、厥乃成積也。黄帝曰、其成積、奈何？　岐伯曰、厥気生足悗、悗生脛寒、脛寒則血脈凝渋、血脈凝渋、則寒気上入於腸胃、入於腸胃則䐜脹、䐜脹則腸外之汁沫、迫聚不得散、日以成積。卒然多食飲、則腸満。起居不節、用力過度、則絡脈傷。陽絡傷則血外溢、血外溢則衄血。陰絡傷則血内溢、血内溢則後血。腸胃之絡傷、則血溢於腸外、腸外有寒、汁沫与血相団、則併合凝聚、不得散而積成矣。卒然外中於寒、若内傷於憂怒、則気上逆、気上逆則六輸不通、温気不行、凝血蘊裹而不散、津液渋滲、著而不去、而積皆成矣。黄帝曰、其生於陰者、奈何？　岐伯曰、憂思傷心。重寒傷肺。忿怒傷肝。酔以入房、汗出当風、傷脾。用力過度、若入房汗出浴、則傷腎。此内外三部之所生病者也。黄帝曰、善。治之奈何？　岐伯答曰、察其所痛、以知其応、有余不足、当補則補、当瀉則瀉、毋逆天時、是謂至治。

霊枢・行鍼

黄帝問於岐伯曰、余聞、九鍼於夫子、而行之於百姓。百姓之血気、各不同形。或神動而気先鍼行、或気与鍼相逢、或鍼已出気独行、或数刺乃知、或発鍼而気逆、或数刺病益劇。凡此六者、各不同形、願聞其方。岐伯曰、重陽之人、其神易動、其気易往也。黄帝曰、何謂―重陽之人？岐伯曰、重陽之人、熇熇蒿蒿、言語善疾、挙足善高、心肺之臓気有余、陽気滑盛而揚、故神動而気先行。黄帝曰、重陽之人、而神不先行者、何也？岐伯曰、此人、頗有陰者也。黄帝曰、何以知、其頗有陰也？岐伯曰、多陽者多喜、多陰者多怒、数怒者易解。故曰頗有陰。其陰陽之離合難、故其神不能先行也。黄帝曰、其気与鍼、相逢奈何？岐伯曰、陰陽和調、而血気淖沢滑利、故鍼入、而気出疾、而相逢也。黄帝曰、鍼已出、而気独行者、何気使然？岐伯曰、其陰気多而陽気少、陰気沈而陽気浮。沈者内蔵、故鍼已出、気乃随其後、故独行也。黄帝曰、数刺乃知、何気使然？岐伯曰、此人之多陰而少陽、其気沈而気往難、故数刺乃知也。黄帝曰、鍼入而気逆者、何気使然？岐伯曰、其気逆、与其数刺病益甚者、非陰陽之気、浮沈之勢也。此皆、粗之所敗、工之所失、其形気無過焉。

霊枢・上膈

黄帝曰、気為上膈者、食飲入而還出、余已知之矣。虫為下膈、下膈者、食晬時乃出。余未得其意。願卒聞之。岐伯曰、喜怒不適、食飲不節、寒温不時、則寒汁流於腸中。流於腸中則虫寒、虫寒則積聚、守於下管、則腸胃充郭、衛気不営、邪気居之。人食則虫上食、虫上食則下管虚、下管虚則邪気勝之、積聚以留、留則癰成、癰成則下管約。其癰在管内者、即而痛深。其癰在外者、則癰外而痛浮、癰上皮熱。黄帝曰、刺之奈何？　岐伯曰、微按其癰、視気所行、先浅刺其旁、稍内益深、還而刺之、毋過三行。察其沈浮、以為深浅。已刺必熨、令熱入中、日使熱内、邪気益衰、大癰乃潰、伍以参禁、以除其内。恬憺無為、乃能行気、後以鹹苦、化穀乃下矣。

霊枢・憂恚無言

黄帝問於少師曰、人之卒然憂恚、而言無音者、何道之塞？何気不行、使音不彰？願聞其方。少師答曰、咽喉者、水穀之道也。喉嚨者、気之所−以上下者也。会厭者、音声之戸也。口唇者、音声之扇也。舌者、音声之機也。懸雍垂者、音声之関也。頏顙者、分気之所泄也。横骨者、神気所使、主発舌者也。故人之鼻洞、涕出不収者、頏顙不開、分気失也。是故、厭小而薄、則発気疾、其開闔利、其出気易。其厭大而厚、則開闔難、其気出遅、故重言也。人卒然無音者、寒気客於厭、則厭不能発、発不能下、至其開闔不致、故無音。黄帝曰、刺之奈何？岐伯曰、足之少陰、上繫於舌、絡於横骨、終於会厭。両瀉其血脈、濁気乃辟。会厭之脈、上絡任脈。取之天突、其厭乃発也。

霊枢・寒熱

黄帝問於歧伯曰、寒熱瘰癧、在於頸腋者、皆何気使生？　歧伯曰、此皆、鼠瘻寒熱之毒気也。留於脈、而不去者也。黄帝曰、去之奈何？　歧伯曰、鼠瘻之本、皆在於臓。其末―上出於頸腋之間、其浮於脈中、而未内著於肌肉、而外為膿血者、易去也。黄帝曰、去之奈何？　歧伯曰、請従其本、引其末、可使衰去、而絶其寒熱。審按其道―以予之、徐往徐来―以去之。其小如麦者、一刺知、三刺而已。黄帝曰、決其生死、奈何？　歧伯曰、反其目視之、其中有赤脈、上下貫瞳子。見一脈、一歳死。見一脈半、一歳半死。見二脈、二歳死。見二脈半、二歳半死。見三脈、三歳而死。見、赤脈不下貫瞳子、可治也。

霊枢・邪客

黄帝問於伯高曰、夫邪気之客人也。或令人目不瞑、不臥出者、何気使然？伯高曰、五穀入於胃也、其糟粕、津液、宗気、分為三隧。故宗気積於胸中、出於喉嚨、以貫心脈、而行呼吸焉。営気者、泌其津液、注之於脈、化以為血、以栄四末、内注五臓六腑、以応刻数焉。衛気者、出其悍気之慓疾、而先行於四末―分肉皮膚之間、而不休者也。昼日行於陽、夜行於陰。常従足少陰之分間、行於五臓六腑。今厥気―客於五臓六腑、則衛気―独衛其外、行於陽、不得入於陰。行於陽則陽気盛、陽気盛則陽蹻満、不得入於陰、陰虚、故目不瞑。黄帝曰、善。治之奈何？伯高曰、補其不足、瀉其有余、調其虚実、以通其道、而去其邪。飲以―半夏湯一剤、陰陽已通、其臥立至。黄帝曰、善。此所謂―決瀆壅塞、経絡大通、陰陽和得者也。願聞其方。伯高曰、其湯方、以流水千里以外者八升、揚之万遍、取其清五升煮之、炊以葦薪、火沸、置秫米一升、治半夏五合、徐炊。令竭為一升半、去其滓。飲汁一小杯、日三、稍益、以知為度。故其病新発者、覆杯則臥、汗出則已矣。久者、三飲而已也。黄帝問於伯高曰、願聞、人之肢節、以応天地、奈何？伯高答曰、天圓、地方。人頭圓、足方、以応之。天有日月、人有両目。地有九州、人有九竅。天有風雨、人有喜怒。天有雷電、人有音声。天有四時、人有四肢。天有五音、人有五臓。天有六律、人有六腑。天有冬夏、人有寒熱。天有十日、人有手十指。辰有十二、人有足十指、茎垂、以応之。女子、不足二節、以抱人形。天有陰陽、人有夫妻。歳有三百六十五日、人有三百六十五節。地有高山、人有肩膝。地有深谷、人有腋膕。地有十二経水、人有十二経脈。地有泉脈、人有衛気。地有草蓂、人有毫毛。天有昼夜、人有臥起。天有列星、人有牙歯。地有小山、人有小節。地有山石、人有高骨。地有林木、人有募筋。地有聚邑、人有䐃肉。歳有十二月、人有十二節。地有四時不生草、人有無子。此人与天地、相応者也。黄帝問於岐伯曰、余願聞、持鍼之数、内鍼之理、縦舎之意、扞皮開腠理、奈何？脈之屈折、出入之処、焉至而出？焉至而止？焉至而徐？焉至而疾？焉至而入？六腑之輸於身者、余願尽聞其序。別離之処、離而入陰、別而入陽。此何道而従行？願尽聞其方。岐伯曰、帝之所問、鍼道畢矣。黄帝曰、願卒聞之。岐伯曰、手太陰之脈、出於大指之端。内屈、循白肉際、至本節之後―太淵、留以澹。外屈、上於本節下。内屈、与陰諸絡―会於魚際、数脈并注、其気滑利、伏行壅骨之下。外屈、出於寸口而行、上至於肘内廉、入於大筋之下。内屈、上行臑陰、入腋下。内屈、走肺。此順行逆数之屈折也。心主之脈、出於中指之端。内屈、循中指内廉以上、留於掌中、伏行―両骨之間。外屈、出両筋之間、骨肉之際、其気滑利。上二寸外屈、出行―両筋之間、上至肘内廉、入於小筋之下、留両骨之会、上入於胸中、内絡於心脈。黄帝曰、手少陰之脈、独無腧、何也？岐伯曰、少陰、心脈也。心者、五臓六腑之大主也、精神之所舎也。其臓堅固、邪弗能容也。容之、則心傷、心傷則神去、神去則死矣。故諸邪之在於心者、皆在於心之包絡。包絡者、心主之脈也、故独無腧焉。黄帝曰、少陰独無腧者、不病乎？岐伯曰、其外経病、而臓不病。故独取、其経於掌後、鋭骨之端。其余脈、出入屈折、其行之徐疾、皆如手太陰、心主之脈行也。故本腧者、皆因其気之虚実、疾徐以取之。是謂ー因衝而瀉、因衰而補。如是者、邪気得去、真気堅固。是謂、因天之序。黄帝曰、持鍼縦舎、奈何？　岐伯曰、必先ー明知十二経脈之本末、皮膚之寒熱、脈之盛衰、滑渋。其脈、滑而盛者、病日進。虚而細者、久以持。大以渋者、為痛痺。陰陽如一者、病難治。其本末、尚熱者、病尚在。其熱已衰者、其病亦去矣。持其尺、察其肉之堅脆、大小、滑渋、寒温、燥湿。因視ー目之五色、以知ー五臓而決死生。視其血脈、察其色、以知ー其寒熱痛痺。黄帝曰、持鍼縦舎、余未得其意也。岐伯曰、持鍼之道、欲端以正。安以静、先知虚実、而行疾徐。左指執骨、右手循之、無与肉果。瀉欲端以正、補必閉膚。輔鍼導気、邪得淫泆、真気得居。黄帝曰、扞皮開腠理、奈何？　岐伯曰、因其分肉、左別其膚、微内而徐端之、適神不散、邪気得去。黄帝問於岐伯曰、人有八虚、各何以候？　岐伯答曰、以候五臓。黄帝曰、候之奈何？　岐伯曰、肺心有邪、其気ー留於両肘。肝有邪、其気ー留於両腋。脾有邪、其気ー留於両髀。腎有邪、其気ー留於両膕。凡此八虚者、皆機関之室、真気之所過、血絡之所遊。邪気悪血、固不得住留。住留則傷筋絡骨節、機関不得屈伸。故拘攣也。

＊「人有足十指、茎垂」は、辰の十二支に対し、足十本では足りず、陰茎と睾丸を併せて十二にする意味。つまり女子では二節不足するので妊娠する。「皆如手太陰、心主之脈行也」の原文は「皆如手少陰心主之脈行也」だが「手少陰の脈は、手少陰と同じように循行している」では話がひどすぎるので改正。

霊枢・通天

黄帝問於少師曰、余嘗聞、人有陰陽、何謂陰人？　何謂陽人？　少師曰、天地之間、六合之内、不離於五行。人亦応之、非徒一陰一陽而已也。而略言爾、口弗能遍明也。黄帝曰、願略聞其意。有賢人聖人、必能備而衡之乎？　少師曰、蓋有太陰之人、少陰之人、太陽之人、少陽之人、陰陽和平之人。凡五人者、其態不同、其筋骨、気血―各不等。黄帝曰、其不等者、可得聞乎？　少師曰、太陰之人、貪而不仁、下斉湛湛、好内而悪出、心抑而不発、不務於時、動而後之。此太陰之人也。少陰之人、小貪而賊心、見人有亡、常若有得、好傷好害。見人有栄、乃反慍怒、心疾而無恩。此少陰之人也。太陽之人、居処于于、好言大事、無能而虚説、志発於四野、挙措不顧是非。為事、如常自用。事雖敗、而常無悔。此太陽之人也。少陽之人、諟諦好、自貴。有小小官、則高自宜。好為外交、而不内附。此少陽之人也。陰陽和平之人、居処安静、無為懼懼、無為欣欣、婉然従物。或与不争、与時変化、尊則謙謙、譚而不治、是謂至治。古之、善用鍼艾者、視人五態、乃治之。盛者瀉之、虚者補之。黄帝曰、治人之五態、奈何？　少師曰、太陰之人、多陰而無陽。其陰血濁、其衛気渋。陰陽不和、緩筋而厚皮。不之疾瀉、不能移之。少陰之人、多陰少陽、小胃而大腸、六腑不調。其陽明脈小、而太陽脈大。必審調之。其血易脱、其気易敗也。太陽之人、多陽而無陰。必謹調之。無脱其陰、而瀉其陽。陽重脱者、易狂。陰陽皆脱者、暴死―不知人也。少陽之人、多陽少陰、経小而絡大、其血在中而気外、実陰而虚陽、独瀉其絡脈則強。気脱而疾、中気不足、病不起也。陰陽和平之人、其陰陽之気和、血脈調。謹診其陰陽、視其邪正、安其容儀、審有余不足。盛則瀉之、虚則補之、不盛不虚―以経取之。此所以調陰陽、別五態之人者也。黄帝曰、夫五態之人者、相与毋故、卒然新会、未知其行也。何以別之？　少師答曰、衆人之属、不如五態之人者、故五五二十五人。而五態之人、不与焉。五態之人、尤不合於衆者也。黄帝曰、別五態之人、奈何？　少師曰、太陰之人、其状―黮黮然黒色、念然下意。臨臨然長大、膕然未僂。此太陰之人也。少陰之人、其状―清然窃然、固以陰賊、立而躁嶮、行而似伏。此少陰之人也。太陽之人、其状―軒軒儲儲、反身折膕。此太陽之人也。少陽之人、其状―立則好仰、行則好揺。其両臂両肘、則常出於背。此少陽之人也。陰陽和平之人、其状―委委然、随随然、顒顒然、愉愉然、暶暶然、豆豆然。衆人、皆曰君子。此陰陽和平之人也。

霊枢・官能

黄帝問於岐伯曰、余聞、九鍼於夫子、衆多矣。不可勝数。余推而論之、以為一紀。余司誦之、子聴其理。非則語余、請正其道。令可久伝、後世無患。得其人乃伝、非其人勿言。岐伯、稽首再拝曰、請聴、聖王之道。黄帝曰、用鍼之理、必知形気之所在、左右上下、陰陽表裏、血気多少、行之逆順、出入之合。謀伐有過、知解結、知補虚瀉実、上下気門、明通於四海。審其所在、寒熱淋露、以輸異処。審於調気、明於経隧、左右支絡、尽知其会。寒与熱争、能合而調之。虚与実隣、知決而通之。左右不調、把而行之。明於逆順、乃知可治。陰陽不奇、故知起時。審於本末、察其寒熱、得邪所在、万刺不殆。知官九鍼、刺道畢矣。明於五輸、徐疾所在、屈伸出入、皆有条理。言陰与陽、合於五行、五臓六腑、亦有所蔵。四時八風、尽有陰陽、各得其位。合於明堂、各処色部、五臓六腑。察其所痛、左右上下、知其寒温、何経所在。審―皮膚之寒温、滑渋、知―其所苦。膈有上下、知―其気所在。先得其道、稀而疎之、稍深以留、故能徐入之。大熱在上、推而下之。従下上者、引而去之。視前痛者、常先取之。大寒在外、留而補之。入於中者、従合瀉之。鍼所不為、灸之所宜。上気不足、推而揚之。下気不足、積而従之。陰陽皆虚、火自当之。厥而寒甚、骨廉陥下、寒過於膝、下陵三里。陰絡所過、得之留止。寒入於中、推而行之。経陥下者、火則当之。結絡堅緊、火之所治。不知所苦、両蹻之下、男陰女陽、良工所禁。鍼論畢矣。用鍼之服、必有法則。上視天光、下司八正、以辟奇邪、而観百姓、審於虚実、無犯其邪。是得天之露、遇歳之虚、救而不勝、反受其殃。故曰、必知天忌、乃言鍼意。法於往古、験於来今。観於窈冥、通於無窮。粗之所不見、良工之所貴。莫知其形、若神髣髴。邪気之中人也、洒淅動形。正邪之中人也、微。先見於色、不知於其身、若有若無、若亡若存、有形無形、莫知其情。是故、上工之取気、乃救−其萌芽。下工、守其已成、因敗其形。是故工之用鍼也、知気之所在、而守其門戸。明於調気、補瀉所在。徐疾之意、所取之処。瀉必用圓、切而転之、其気乃行、疾而徐出、邪気乃出、伸而迎之、遥大其穴、気出乃疾。補必用方、外引其皮、令当其門、左引其枢、右推其膚、微旋而徐推之、必端以正、安以静、堅心無解、欲微以留、気下而疾出之、推其皮、蓋其外門、真気乃存。用鍼之要、無忘其神。雷公問於黄帝曰、鍼論曰、得其人乃伝、非其人勿言。何以知其可伝？　黄帝曰、各得其人、任之其能、故能明其事。雷公曰、願聞、官能奈何？
黄帝曰、明目者、可使視色。聡耳者、可使聴音。捷疾辞語者、可使伝論。語徐而安静、手巧而心審諦者、可使行鍼艾、理血気、而調諸逆順、察陰陽、而兼諸方。緩節柔筋而心和調者、可使導引行気。疾毒言語軽人者、可使−唾癰呪病。爪苦手毒、為事−善傷者、可使−按積抑痹。各得其能、方乃可行、其名乃彰。不得其人、其功不成、其師無名。故曰、得其人乃言、非其人勿伝、此之謂也。手毒者、可使試按亀、置亀於器下、而按其上、五十日而死矣。手甘者、復生如故也。

霊枢・論疾診尺

黄帝問於歧伯曰、余、欲無視色、持脈。独調其尺、以言其病。従外知内、為之奈何？　歧伯曰、審其尺之緩急、小大、滑渋、肉之堅脆、而病形定矣。視—人之目窠上、微癰。如新臥起状、其頸脈動、時咳、按其手足上、凹而不起者、風水膚脹也。尺膚滑、其淖沢者、風也。尺肉弱者、解㑊安臥。脱肉者、寒熱不治。尺膚滑而沢脂者、風也。尺膚渋者、風痹也。尺膚粗、如枯魚之鱗者、水泆飲也。尺膚熱甚、脈盛躁者、病温也。其脈盛而滑者、汗且出也。尺膚寒、其脈小者、泄、少気。尺膚炬然、先熱後寒者、寒熱也。尺膚先寒、久持之而熱者、亦寒熱也。肘所独熱者、腰以上熱。手所独熱者、腰以下熱。肘前独熱者、膺前熱。肘後独熱者、肩背熱。臂中独熱者、腰腹熱。肘後廉以下三四寸熱者、腸中有虫。掌中熱者、腹中熱。掌中寒者、腹中寒。魚上白肉、有青血脈者、胃中有寒。尺炬然熱、人迎大者、当奪血。尺堅、人迎脈小甚、少気、悗有加、立死。目赤色者病在心、白在肺、青在肝、黄在脾、黒在腎。黄色不可名者、病在胸中。診目痛。赤脈従上下者、太陽病。従下上者、陽明病。従外走内者、少陽病。診寒熱、赤脈上下至瞳子。見一脈、一歳死。見一脈半、一歳半死。見二脈、二歳死。見二脈半、二歳半死。見三脈、三歳死。診齲歯痛。按其陽之来、有過者独熱。在左左熱、在右右熱、在上上熱、在下下熱。診血脈者、多赤多熱、多青多痛、多黒為久痹、多赤多黒多青—皆見者寒熱身痛。面色微黄、歯垢黄、爪甲上黄、黄疸也。安臥、小便黄赤、脈小而渋者、不嗜食。

人病。其寸口之脈、与人迎之脈、小大等、及其浮沈等者、病難已也。女子—手少陰脈動甚者、妊子。嬰児病、其頭毛、皆逆上者、必死。耳間青脈起者、掣痛。大便青瓣、飧泄、脈小者、手足寒、難已。飧泄、脈小、手足温、泄、易已。四時之変、寒暑之勝、重陰必陽、重陽必陰。故陰主寒、陽主熱。故寒甚則熱、熱甚則寒。故曰、寒生熱、熱生寒。此陰陽之変也。故曰、冬傷於寒、春生癉熱。春傷於風、夏生後泄、腸澼。夏傷於暑、秋生痎瘧。秋傷於湿、冬生咳嗽。是謂四時之序也。

霊枢・刺節真邪

黄帝問於歧伯曰、余聞、刺有五節、奈何？　歧伯曰、固有五節。一曰振埃、二曰発蒙、三曰去爪、四曰徹衣、五曰解惑。黄帝曰、夫子言五節、余未知其意。歧伯曰、振埃者、刺外経、去陽病也。発蒙者、刺腑輸、去腑病也。去爪者、刺関節支絡也。徹衣者、尽刺諸陽之奇輸也。解惑者、尽知調陰陽、補瀉有余不足、相傾移也。黄帝曰、刺節言振埃。夫子乃言、刺外経、去陽病、余不知其所謂也。願卒聞之。歧伯曰、振埃者、陽気大逆、上満於胸中、憤䐜肩息、大気逆上、喘喝坐伏、病悪埃煙、䬪不得息。請言振埃、尚疾於振埃。黄帝曰、善。取之何如？　歧伯曰、取之天容。黄帝曰、其咳上気、窮詘、胸痛者、取之奈何？　歧伯曰、取之廉泉。黄帝曰、取之有数乎？　歧伯曰、取天容者、無過一里。取廉泉者、血変而止。帝曰、善哉。黄帝曰、刺節言発蒙、余不得其意。夫発蒙者、耳無所聞、目無所見。夫子乃言、刺腑輸去腑病、何輸使然？　願聞其故。歧伯曰、妙乎哉問也。此刺之大約、鍼之極也、神明之類也。口説書巻、猶不能及也。請言発蒙、尚疾於発蒙也。黄帝曰、善。願卒聞之。歧伯曰、刺此者、必於日中、刺其聴宮、中其眸子、声聞於耳、此其輸也。黄帝曰、善。何謂、声聞於耳？　歧伯曰、刺邪、以手堅按、其両鼻竅、而疾偃、其声必応於鍼也。黄帝曰、善。此所謂、弗見為之、而無目視。見而取之、神明相得者也。黄帝曰、刺節言去爪。夫子乃言、刺関節支絡。願卒聞之。歧伯曰、腰脊者、身之大関節也。肢脛者、人之管以趨翔也。茎垂者、身中之機、陰精之候、津液之道也。故飲食不節、喜怒不時、津液内溢、乃下留於睾、水道不通、日大不休、俛仰不便、趨翔不能。此病滎然有水、不上不下。鈹石所取、形不可匿、常不得蔽、故命曰去爪。帝曰、善。黄帝曰、刺節言徹衣。夫子乃言、尽刺諸陽之奇輸、未有常処也。願卒聞之。岐伯曰、是陽気有余、而陰気不足。陰気不足則内熱、陽気有余則外熱、両熱相搏、熱於懐炭。外畏綿帛、衣不可近身、又不可近席。腠理閉塞、則汗不出。舌焦、唇槁臘乾、嗌燥。飲食不譲美悪。黄帝曰、善。取之奈何？

岐伯曰、取之於其天府、大杼三痏。又刺中膂、以去其熱。補足手太陰、以出其汗。熱去汗稀、疾於徹衣。黄帝曰、善。黄帝曰、刺節言解惑。夫子乃言、尽知調陰陽、補瀉有余不足、相傾移也。惑何以解之？岐伯曰、大風在身、血脈偏虚、虚者不足、実者有余、軽重不得、傾側宛伏、不知東西、不知南北、乍上乍下、乍反乍覆、顛倒無常、甚於迷惑。黄帝曰、善。取之奈何？岐伯曰、瀉其有余、補其不足、陰陽平復。用鍼若此、疾於解惑。黄帝曰、善。請蔵之、霊蘭之室、不敢妄出也。黄帝曰、余聞、刺有五邪。何謂五邪？岐伯曰、病有持癰者、有容大者、有狭小者、有熱者、有寒者。是謂五邪。黄帝曰、刺五邪奈何？岐伯曰、凡刺―五邪之方、不過五章。癉熱消滅、腫聚散亡、寒痹益温、小者益陽、大者必去。請道其方。凡刺癰邪、無迎隴。易俗移性。不得膿、詭道更行、去其郷、不安処所、乃散亡。諸陰陽、過癰者、取之其輸瀉之。凡刺大邪、日以小。泄奪―其有余、乃益虚。剽其道、鍼其邪、肌肉親視之、毋有反其真。刺諸陽分肉間。凡刺小邪、日以大。補其不足乃無害、視其所在迎之界、遠近尽至、其不得外侵而行之、乃自費。刺分肉間。凡刺熱邪、越而滄。出遊不帰、乃無病、為開通辟門戸、使邪得出、病乃已。凡刺寒邪、日以温。徐往徐来、致其神。門戸已閉、気不分、虚実得調、其気存也。黄帝曰、官鍼奈何？　岐伯曰、刺癰者、用鈹鍼。刺大者、用鋒鍼。刺小者、用圓利鍼。刺熱者、用鑱鍼。刺寒者、用毫鍼也。請言解論、与天地相応、与四時相副、人参天地、故可為解。下有漸洳、上生葦蒲、此所以、知形気之多少也。陰陽者、寒暑也。熱則滋雨而在上、根荄少汁、人気在外、皮膚緩、腠理開、汗大泄、血気減、肉淖沢。寒則地凍水氷、人気在中、皮膚緻、腠理閉、汗不出、血気強、肉堅渋。当是之時、善行水者、不能往氷。善穿地者、不能鑿凍。善用鍼者、亦不能取四厥。血脈凝結、堅搏不往来者、亦未可即柔。故行水者、必待天温、氷釈、凍解、而水可行、地可穿也。人脈猶是也。治厥者、必先熨、調和其経、掌与腋、肘与脚、項与脊、以調之。火気已通、血脈乃行。然後―視其病。脈淖沢者、刺而平之。堅緊者、破而散之、気下乃止。此所謂、以解結者也。用鍼之類、在於調気。気積於胃、以通営衛、各行其道。宗気、留於海。其下者、注於気街。其上者、走於息道。故厥在於足、宗気不下、脈中之血、凝而留止。弗之火調、弗能取之。用鍼者、必先察―其経絡之実虚、切而循之、按而弾之。視其応動者、乃後取之而下之。六経調者、謂之不病。雖病、謂之自已也。一経、上実下虚而不通者、此必有横絡盛、加於大経。令之不通、視而瀉之。此所謂解結也。上寒下熱、先刺其項太陽、久留之。已刺、則熨項与肩胛。令熱下合乃止。此所謂、推而上之者也。上熱下寒、視其虚脈、而陥之於経絡者、取之。気下乃止。此所謂、引而下之者也。大熱遍身、狂而妄見、妄聞、妄言。視足陽明、及大絡取之。虚者補之、血而実者瀉之。因令偃臥、居其頭前、以両手四指、挟按―頸動脈、久持之、巻而切推、下至缺盆中、而復止如前。熱去乃止。此所謂、推而散之者也。黄帝曰、有一脈、生数十病者。或痛、或癰、或熱、或寒、或痒、或痺、或不仁、変化無窮。其故何也？　岐伯曰、此皆邪気之所生也。黄帝曰、余聞、気者。有真気、有正気、有邪気。何謂真気？　岐伯曰、真気者、所受於天、与穀気併而充身也。正気者、正風也。従一方来、非実風、又非虚風也。邪気者、虚風之賊、傷人也。其中人也深、不能自去。正風者、其中人也浅、合而自去、其気来一柔弱、不能勝真気、故自去。虚邪之中人也。洒淅、動形、起毫毛、而発腠理。其入深、内搏於骨、則為骨痺。搏於筋、則為筋攣。搏於脈中、則為血閉不通、則為癰。搏於肉、与衛気相搏、陽勝者則為熱、陰勝者則為寒、寒則真気去、去則虚、虚則寒。搏於皮膚之間、其気外発、腠理開、毫毛揺、気往来行則為痒、留而不去則為痺、衛気不行則為不仁。虚邪、偏客於身半、其入深、内居栄衛。栄衛稍衰、則真気去。邪気独留、発為偏枯。其邪気浅者、脈偏痛。虚邪之入於身、也深。寒与熱相搏、久留而内著。寒勝其熱、則骨疼肉枯。熱勝其寒、則爛肉腐肌為膿。内傷骨、内傷骨為骨蝕。有所疾前筋、筋屈不得伸、邪気居其間而不反、発為筋瘤。有所結、気帰之、衛気留之、不得反、津液久留、合而為腸瘤。久者、数歳乃成。以手按之柔。已有所結、気帰之、津液留之、邪気中之、凝結日以易甚、連以聚居、為昔瘤。以手按之堅。有所結、深中骨、気因於骨、骨与気併、日以益大、則為骨瘤。有所結、中於肉、宗気帰之、邪留而不去、有熱則化而為膿、無熱則為肉瘤。凡此数気者、其発無常処、而有常名也。

霊枢・衛気行

黄帝問於伯高曰、願聞、衛気之行、出入之合、何如？　伯高曰、歳有十二月、日有十二辰。子午為経、卯酉為緯。天周二十八宿、而一面七星、四七二十八星。房昴為緯、虚張為経。是故房至畢為陽、昴至心為陰。陽主昼、陰主夜。故衛気之行、一日一夜、五十周於身。昼日、行於陽二十五周。夜、行於陰二十五周、周於五臓。是故、平旦陰尽、陽気出於目、目張則気上行於頭、循項、下足太陽、循背、下至小指之端。其散者、別於目鋭眥、下手太陽、下至手小指之端外側。其散者、別於目鋭眥、下足少陽、注小指次指之間。以上循手少陽之分、下至小指次指之間。別者、以上至耳前、合於頷脈、注足陽明、以下行至跗上、入五指之間。其散者、従耳下、下手陽明、入大指次指之間、入掌中。其至於足也、入足心、出内踝下、行陰分、復合於目。故為一周。是故、日行一舎、人気行於身、一周与十分身之八。日行二舎、人気行於身、三周与十分身之六。日行三舎、人気行於身、五周与十分身之四。日行四舎、人気行於身、七周与十分身之二。日行五舎、人気行於身九周。日行六舎、人気行於身、十周与十分身之八。日行七舎、人気行於身、十二周与十分身之六。日行十四舎、人気二十五周於身、有奇分、与十分身之二。陽尽於陰、陰受気矣。其始入於陰、常従足少陰、注於腎、腎注於心、心注於肺、肺注於肝、肝注於脾、脾復注於腎、為一周。是故、夜行一舎、人気行於陰臓、一周与十分臓之八。亦如陽行之二十五周、而復合於目。陰陽一日一夜、合有奇分、十分身之二、与十分臓之二。是故、人之所以臥起之時、有早晏者、奇分不尽故也。黄帝曰、衛気之在於身也。上下往来、不以期。候気而刺之奈何？　伯高曰、分有多少、日有長短、春秋冬夏、各有分理。然後、常以平旦為紀。以夜尽為始。是故一日一夜、水下百刻。二十五刻者、半日之度也。常如是毋已、日入而止。随日之長短、各以為紀、而刺之。謹候其時、病可与期。失時反候者、百病不治。故曰、刺実者、刺其来也。刺虚者、刺其去也。此言—気存亡之時、以候—虚実而刺之。是故、謹候気之所在、而刺之。是謂逢時。病在於三陽、必候—其気在於陽、而刺之。病在於三陰、必候—其気在陰分、而刺之。水下一刻、人気在太陽。水下二刻、人気在少陽。水下三刻、人気在陽明。水下四刻、人気在陰分。水下五刻、人気在太陽。水下六刻、人気在少陽。水下七刻、人気在陽明。水下八刻、人気在陰分。水下九刻、人気在太陽。水下十刻、人気在少陽。水下十一刻、人気在陽明。水下十二刻、人気在陰分。水下十三刻、人気在太陽。水下十四刻、人気在少陽。水下十五刻、人気在陽明。水下十六刻、人気在陰分。水下十七刻、人気在太陽。水下十八刻、人気在少陽。水下十九刻、人気在陽明。水下二十刻、人気在陰分。水下二十一刻、人気在太陽。水下二十二刻、人気在少陽。水下二十三刻、人気在陽明。水下二十四刻、人気在陰分。水下二十五刻、人気在太陽。此半日之度也。従房至畢一十四舎。水下五十刻、日行半度。従昴至心、亦十四舎、水下五十刻、終日之度也。日行一舎、水下三刻、与七分刻之四。大要、常以日之加於宿上也、人気在太陽。是故、日行一舎、人気行三陽与陰分。常如是無已、天与地同紀、紛紛盼盼、終而復始。一日一夜、水下百刻、而尽矣。

＊十二辰は十二支のこと。昔は一日を十二支で区切っていた。房昴や虚張、畢心は星座名。奇分は余り、残りの意味。

霊枢・九宮八風

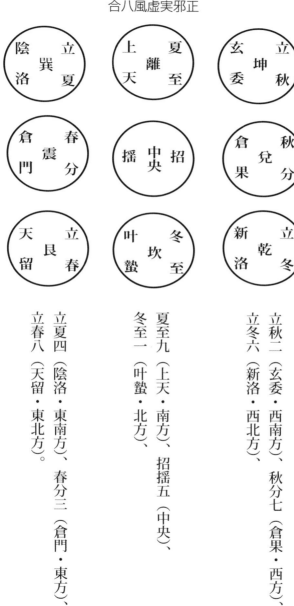

合八風虚実邪正

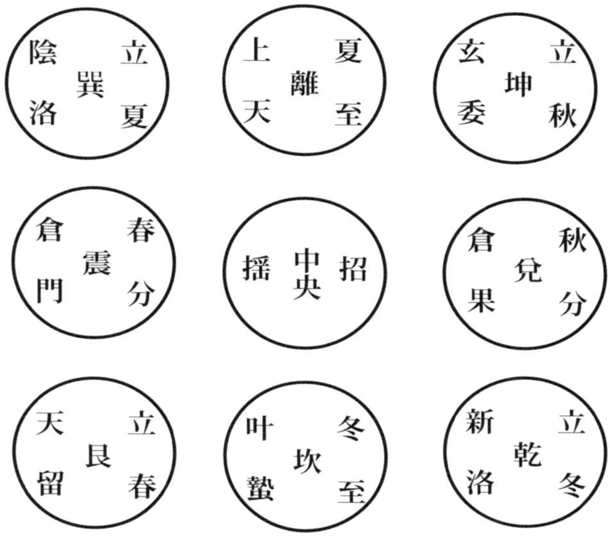

立秋二（玄委・西南方）、秋分七（倉果・西方）、
立冬六（新洛・西北方）、
夏至九（上天・南方）、招揺五（中央）、
冬至一（叶蟄・北方）、
立夏四（陰洛・東南方）、春分三（倉門・東方）、
立春八（天留・東北方）。

太一。常以冬至之日、居叶蟄之宮、四十六日。明日、居天留、四十六日。明日、居倉門、四十六日。明日、居陰洛、四十五日。明日、居上天、四十六日。明日、居玄委、四十六日。明日、居倉果、四十六日。明日、居新洛、四十五日。明日、復居－叶蟄之宮。曰冬至矣。太一日遊、以冬至之日、居叶蟄之宮、数所在日、従一処至九日、復反於一、常如是無已、終而復始。太一移日、天必応之－以風雨。以其日風雨則吉、歳美、民安、少病矣。先之則多雨、後之則多旱。太一在冬至之日、有変、占在君。太一在春分之日、有変、占在相。太一在中宮之日、有変、占在吏。太一在秋分之日、有変、占在将。太一在夏至之日、有変、占在百姓。所謂有変者、太一居－五宮之日、疾風、折樹木、揚沙石。各以其所主、占貴賤、因視風所従来而占之。風従其所居之郷来、為実風。主生長、養万物。従其衝後来、為虚風、傷人者也。主殺、主害者。謹候虚風、而避之。故聖人曰、避－虚邪之道、如－避矢石然、邪弗能害、此之謂也。是故、太一入徙、立於中宮、乃朝八風、以占吉凶也。風従南方来、名曰大弱風。其傷人也、内舎於心、外在於脈、其気主為熱。風従西南方来、名曰謀風。其傷人也、内舎於脾、外在於肌、其気主為弱。風従西方来、名曰剛風。其傷人也、内舎於肺、外在於皮膚、其気主為燥。風従西北方来、名曰折風。其傷人也、内舎於小腸、外在於手太陽脈、脈絶則溢、脈閉則結不通、善暴死。風従北方来、名曰大剛風。其傷人也、内舎於腎、外在於骨与肩背之膂筋、其気主為寒也。風従東北方来、名曰凶風。其傷人也、内舎於大腸、外在於両脇腋骨下、及肢節。風従東方来、名曰嬰児風。其傷人也、内舎於肝、外在於筋紐、其気主為身湿。風従東南方来、名曰弱風。其傷人也、内舎於胃、外在肌肉、其気主体重。此八風、皆従其虚之郷来、乃能病人。三虚相搏、則為暴病卒死。両実一虚、病則為淋露寒熱。犯其雨湿之地、則為痿。故聖人避風、如避ㇾ矢石焉。其有三虚、而偏中於邪風、則為撃仆、偏枯矣。

＊太一は太乙とも呼び、北極星のこと。君は君主、相は宰相、吏は官吏、将は将軍、百姓は一般人。

霊枢・九鍼論

黄帝曰、余聞、九鍼於夫子、衆多博大矣。余猶不能悟。敢問、九鍼焉生？ 何因而有名？ 岐伯曰、九鍼者、天地之大数也。始於一、而終於九。故曰、一以法天、二以法地、三以法人、四以法時、五以法音、六以法律、七以法星、八以法風、九以法野。黄帝曰、以鍼、応九之数、奈何？ 岐伯曰、夫聖人之起、天地之数也。一而九之、故以立九野。九而九之、九九八十一、以起黄鍾数焉。以鍼応数也。一者天也。天者陽也。五臓之応天者、肺。肺者、五臓六腑之蓋也。皮者、肺之合也、人之陽也。故為之治鍼、必以—大其頭、而鋭其末。令無得深入、而陽気出。二者地也。地者土也。人之所以応土者、肉也。故為之治鍼、必箭其身而圓其末。令無得傷肉分、傷則気竭。三者人也。人之所以成生者、血脈也。故為之治鍼、必大其身而圓其末、令可以按脈、勿陥、以致其気。令邪気独出。四者時也。時者、四時八風之客於経絡之中、為痼病者也。故為之治鍼、必箭其身、而鋒其末。令可以瀉熱出血、而痼病竭。五者音也。音者、冬夏之分、分於子午、陰与陽別。寒与熱争、両気相搏、合為癰膿者也。故為之治鍼、必令其末如剣鋒。可以取大膿。六者律也。律者、調陰陽四時、而合十二経脈。虚邪、客於経絡、而為暴痹者也。故為之治鍼、必令尖如氂、且圓且鋭、中身微大。以取暴気。七者星也。星者、人之七竅。邪之所客於経、舎於絡、而為痛痹者也。故為之治鍼、令尖如蚊虻喙。静以徐往、微以久留、正気因之、真邪俱往、出鍼而養者也。八者風也。風者、人之股肱八節也。八正之虚風傷人、内舍於骨解、腰脊節、腠理之間、為深痹也。故為之治鍼、必長其身、鋒其末。可以取、深邪遠痹。九者野也。野者、人之節解、皮膚之間也。淫邪―流溢於身、如風水之状、而溜。不能過於機関、大節者也。故為之治鍼、令尖如梃、其鋒微圓。以取大気之不能過於関節者也。黄帝曰、鍼之長短、有数乎？　岐伯曰、一曰鑱鍼者、取法於巾鍼。去末寸半、卒鋭之。長一寸六分。主熱在頭身也。二曰圓鍼、取法於絮鍼。筩其身、而卵其鋒。長一寸六分。主治分肉気。三曰鍉鍼、取法於黍粟之鋭。長三寸半。主按脈取気、令邪出。四曰鋒鍼、取法於絮鍼。筩其身、鋒其末。長一寸六分。主瀉熱出血。五曰鈹鍼、取法於剣鋒。広二分半、長四寸。主大癰膿、両熱争者也。六曰圓利鍼、取法於氂。微大其末、反小其身。令可深内也。長一寸六分。主取暴痹者也。七曰毫鍼、取法於毫毛。長一寸六分。主寒、痛痹在絡者也。八曰長鍼、取法於綦鍼。長七寸。主取深邪、遠痹者也。九曰火鍼、取法於鋒鍼。其鋒微圓。長四寸。主取大気不出関節者也。鍼形畢矣。此九鍼大小長短法也。黄帝曰、願聞、身形応九野、奈何？　岐伯曰、請言、身形之応九野也。左足応立春、其日戊寅、己丑。左脇応春分、其日乙卯。左手応立夏、其日戊辰、己巳。膺喉首頭応夏至、其日丙午。右手応立秋、其日戊申、己未。右脇応秋分、其日辛酉。右足応立冬、其日戊戌、己亥。腰尻、下竅応冬至、其日壬子。六腑、膈下三臓応中州、其大禁、大禁太一所在之日、及諸戊己。凡此九者、善候八正所在之処、所主左右上下。身体有癰腫者、欲治之、無以其所、直之日潰治之。是謂、天忌日也。形楽、志苦、病生於脈、治之以灸刺。形苦、志楽、病生於筋、治之以熨引。形楽、志楽、病生於肉、治之以鍼石。形苦、志苦、病生於咽嗌、治之以甘薬。形数驚恐、筋脈不通、病生於不仁、治之以按摩、醪薬。是謂五形志也。五臓気。心主噫、肺主咳、肝主語、脾主呑、腎主欠。六腑気。胆為怒、胃為気逆・噦、大腸・小腸為泄、膀胱不約為遺溺、下焦溢為水。五味。酸入肝、辛入肺、苦入心、甘入脾、鹹入腎、淡入胃。是謂五味。五并。精気并肝則憂、并心則喜、并肺則悲、并腎則恐、并脾則畏。是謂、五精之気、并於臓也。五悪。肝悪風、心悪熱、肺悪寒、腎悪燥、脾悪湿。此五臓気所悪也。五液。心主汗、肝主涙、肺主涕、腎主唾、脾主涎。此五液所出也。五労。久視傷血、久臥傷気、久坐傷肉、久立傷骨、久行傷筋。此五久労所病也。五走。酸走筋、辛走気、苦走血、鹹走骨、甘走肉。是謂五走也。五裁。病在筋、無食酸。病在気、無食辛。病在骨、無食鹹。病在血、無食苦。病在肉、無食甘。口嗜而欲食之、不可多也。必自裁也。命曰五裁。五発。陰病発於骨、陽病発於血、陰病発於肉、陽病発於冬、陰病発於夏。五邪。邪入於陽、則為狂。邪入於陰、則為血痹。邪入於陽、団則為癲疾。邪入於陰、団則為瘖。陽入於陰、病静。陰出於陽、病善怒。五蔵。心蔵神、肺蔵魄、肝蔵魂、脾蔵意、腎蔵精志也。五主。心主脈、肺主皮、肝主筋、脾主肌、腎主骨。陽明多血多気、太陽多血少気、少陽多気少血、太陰多血少気、厥陰多血少気、少陰多気少血。故曰、刺陽明出血気、刺太陽出血悪気、刺少陽出気悪血、刺太陰出血悪気、刺厥陰出血悪気、刺少陰出気悪血也。足陽明太陰為表裏、少陽厥陰為表裏、太陽少陰為表裏。是謂足之陰陽也。手陽明太陰為表裏、少陽心主為表裏、太陽少陰為表裏。是謂手之陰陽也。

＊五邪を数えると六邪になる。五邪と矛盾する。恐らく「陽入於陰病静陰出於陽病善怒」は一つの句としている。

霊枢・歳露論

黄帝問於歧伯曰、経言。夏日傷暑、秋病瘧。瘧之発以時、其故何也？　歧伯対曰、邪客於風府、病循膂而下。衛気一日一夜、常大会於風府。其明日、日下一節。故其日作晏。此其先客於脊背也。故毎至於風府、則腠理開、腠理開則邪気入、邪気入則病作。此所以日作尚晏也。衛気之行風府、日下一節。二十一日、下至尾骶。二十二日、入脊内、注於伏衝之脈。其行九日、出於缺盆之中。其気上行、故其病稍益早。其内搏於五臓、横連募原、其道遠、其気深、其行遅、不能日作、故次日乃蓄積而作焉。黄帝曰、衛気、毎至於風府、腠理乃発、発則邪入焉。其衛気、日下一節、則不当風府。奈何？　歧伯曰、風無常府。衛気之所応、必開其腠理、気之所舎、則其府也。黄帝曰、善。夫風之与瘧也、相与同類、而風常在、而瘧持以時休。何也？　歧伯曰、風気留其処、瘧気随経絡、沈以内搏。故衛気、応乃作也。帝曰、善。黄帝問於少師曰、余聞。四時八風之中人也。故有寒暑。寒則皮膚急、而腠理閉。暑則皮膚緩、而腠理開。賊風邪気、因得以入乎？　将必須八正虚邪、乃能傷人乎？

少師答曰、不然。賊風邪気之中人也、不得以時。然必因其開也、其入深、其内極病、其病人也卒暴。因其閉也、其入浅以留、其病也徐以遅。黄帝曰、有寒温和適、腠理不開。然有卒病者、其故何也？　少師答曰、帝、弗知邪入乎？　雖平居、其腠理開閉緩急、其故常有時也。黄帝曰、可得聞乎？

少師曰、人与天地相参也、与日月相応也。故月満則海水西盛、人血気積、肌肉充、皮膚緻、毛髪堅、腠理郄、煙垢著。当是之時、雖遇賊風、其入浅不深。至其月郭空、則海水東盛、人気血虚、其衛気去、形独居、肌肉減、皮膚縦、腠理開、毛髪残、焦理薄、煙垢落。当是之時、遇賊風、則其入深。其病人也卒暴。黄帝曰、其有、卒然暴死暴病者、何也？少師答曰、得三虚者、其死暴疾也。得三実者、邪不能傷人也。黄帝曰、願聞三虚。少師曰、乗年之衰、逢月之空、失時之和。因為賊風所傷、是謂三虚。故論、不知三虚、工反為粗。帝曰、願聞三実。少師曰、逢年之盛、遇月之満、得時之和。雖有賊風邪気、不能危之也。命曰、三実。黄帝曰、善乎哉論。明乎哉道。請蔵之金匱。然此一夫之論也。黄帝曰、願聞、歳之所以、皆同病者、何因而然？少師曰、此、八正之候也。黄帝曰、候之奈何？少師曰、候此者、常以冬至之日、太一立於叶蟄之宮。其至也、天必応之、以風雨者矣。風雨従南方来者、為虚風。賊傷人者也。其以夜半至也、万民、皆臥而弗犯也。故其歳、民少病。其以昼至者、万民懈惰、而皆中於虚風、故万民多病。虚邪入客於骨、而不発於外。至其立春、陽気大発、腠理開。因立春之日、風従西方来。万民又皆、中於虚風。此両邪相搏、経気結代者矣。故諸逢其風、而遇其雨者、命曰、遇歳露焉。因歳之和、而少賊風者、民少病、而少死。歳多賊風・邪気、寒温不和、則民多病、而死矣。黄帝曰、虚邪之風、其所傷—貴賤何如？候之奈何？少師答曰、正月朔日、太一居—天留之宮、其日西北風、不雨、人多死矣。正月朔日、平旦北風、春、民多死。正月朔日、平旦西北風行、民病、死者十有三也。正月朔日、日中北風、夏、民多死。正月朔日、夕時北風、秋、民多死。終日北風、大病、死者十有六。正月朔日、風従南方来、命曰旱郷。従西方来、命曰白骨、将国有殃、人多死亡。正月朔日、風従東方来。発屋、揚沙石、国有大災也。正月朔日、風從東南方行、春有死亡。正月朔、天和温不風、糴賤、民不病。天寒而風、糴貴、民多病。此所謂、候歳之風、𧶆傷人者也。二月丑不風、民多心腹病。三月戌不温、民多寒熱。四月巳不暑、民多癉病。十月申不寒、民多暴死。諸所謂風者、皆発屋、折樹木、揚沙石、起毫毛、発腠理者也。

霊枢・大惑論

黄帝問於歧伯曰、余嘗上於清冷之台、中階而顧、匍匐而前、則惑。余私異之、窃内怪之、独瞑独視、安心定気、久而不解。独転独眩、披髪長跪、俛而視之後、久之不已也。卒然自止、何気使然？歧伯対曰、五臓六腑之精気、皆上注於目、而為之精。精之窠為眼、骨之精為瞳子、筋之精為黒眼、血之精為絡、其窠気之精為白眼、肌肉之精為約束、裹擷筋骨血気之精、而与脈併為系、上属於脳、後出於項中。故邪中於項、因逢其身之虚、其入深、則随眼系以入於脳、入於脳則脳転、脳転則引目系急、目系急則目眩以転矣。斜中其睛、其睛所中不相比也、則睛散、睛散則視歧、視歧一見両物。目者、五臓六腑之精也、営衛魂魄之所、常営也、神気之所生也。故神労則魂魄散、志意乱。是故、瞳子黒眼、法於陰。白眼赤脈、法於陽也。故陰陽合団、而睛明也。目者、心使也。心者、神之舎也。故神精乱而不団、卒然見非常処、精神魂魄、散不相得。故曰惑也。黄帝曰、余疑其然。余、每之東苑、未曾不惑、去之則復。余、唯独為東苑、労神乎？何其異也？歧伯曰、不然也。心有所喜、神有所悪。卒然相感、則精気乱、視誤、故惑。神移乃復。是故間者為迷、甚者為惑。黄帝曰、人之善忘者、何気使然？歧伯曰、上気不足、下気有余、腸胃実而心肺虚、虚則営衛留於下、久之不以時上、故善忘也。黄帝曰、人之善飢、而不嗜食者、何気使然？歧伯曰、精気併於脾、熱気留於胃。胃熱則消穀、穀消故善飢。胃気逆上、則胃脘塞、故不嗜食也。黄帝曰、病而不得臥者、何気使然？

岐伯曰、衛気、不得入於陰、常留於陽、留於陽則陽気満、陽気満則陽蹻盛、不得入於陰、則陰気虚、故目不瞑矣。黄帝曰、病目而不得視者、何気使然？　岐伯曰、衛気留於陰、不得行於陽。留於陰則陰気盛、陰気盛則陰蹻満、不得入於陽、則陽気虚、故目閉也。黄帝曰、人之多臥者、何気使然？　岐伯曰、此人、腸胃大而皮膚渋、而分肉不解焉。腸胃大則衛気留久、皮膚渋則分肉不解、其行遅。夫衛気者、昼日━常行於陽、夜行於陰。故陽気尽則臥、陰気尽則寤。故腸胃大、則衛気行留久。皮膚渋、分肉不解、則行遅。留於陰也久、其気不精、則欲瞑、故多臥矣。其腸胃小、皮膚滑以緩、分肉解利、衛気之留於陽也久、故少瞑焉。黄帝曰、其非常経也。卒然多臥者、何気使然？　岐伯曰、邪気留於上焦、上焦閉而不通。已食若飲湯、衛気留久於陰、而不行。故卒然多臥焉。黄帝曰、善。治此諸邪、奈何？　岐伯曰、先其臓腑、誅其小過、後調其気。盛者瀉之、虚者補之。必先明知、其形志之苦楽、定乃取之。

霊枢・癰疽

黄帝曰、余聞。腸胃受穀、上焦出気、以温分肉、而養骨節、通腠理。中焦出気―如露、上注渓谷、而滲孫脈、津液和調、変化而赤為血。血和、則孫脈先満溢、乃注於絡脈、絡脈皆盈、乃注於経脈。陰陽已張、因息乃行。行有経紀、周有道理、与天合同、不得休止。切而調之。従虚去実、瀉則不足。疾則気減、留則先後。従実去虚、補則有余、血気已調、形気乃持。余已知―血気之平与不平。未知―癰疽之所従生、成敗之時、死生之期、或有遠近。何以度之？可得聞乎？岐伯曰、経脈流行不止、与天同度、与地合紀。故天宿失度、日月薄蝕。地経失紀、水道流溢、草萓不成、五穀不殖、径路不通、民不往来、巷聚邑居、則別離異処。血気猶然、請言其故。夫血脈営衛、周流不休。上応星宿、下応経数。寒邪―客於経絡之中、則血泣。血泣則不通、不通則衛気帰之、不得復反、故癰腫。寒気化為熱、熱勝則腐肉、肉腐則為膿、膿不瀉則爛筋、筋爛則傷骨、骨傷則髄消。不当骨空、不得泄瀉、血枯空虚、則筋骨肌肉―不相栄、経脈敗漏、熏於五臓。臓傷、故死矣。黄帝曰、願尽聞。癰疽之形、与忌日名。岐伯曰、癰発於嗌中、名曰猛疽。猛疽不治、化為膿。膿不瀉、塞咽、半日死。其化為膿者、瀉則含豚膏、無食三日而已。発於頚、名曰夭疽。其癰、大以赤黒。不急治、則熱気、下入淵腋。前傷任脈、内熏肝肺。熏肝肺、十余日而死矣。陽気大発、消脳留項、名曰脳爍。其色不楽。項痛、而如刺以針。煩心者、死、不可治。発於肩及臑、名曰疵癰。其状赤黒、急治之。此令人汗出至足、不害五臓。癰発四五日、逞焫之。発於腋下、赤堅者、名曰米疽。治之、以砭石、欲細而長。疎砭之、塗以豚膏、六日已。勿裹之。其癰堅、而不潰者、為馬刀挟癭。急治之。発於胸、名曰井疽。其状如大豆。三四日起。不早治、下入腹。不治、七日死矣。発於膺、名曰甘疽。色青。其状—如穀実栝樓。常苦寒熱。急治之、去其寒熱。不治、十歳死、死後出膿。発於脇、名曰敗疵。敗疵者、女子之病也。久之、其病大癰膿。其中乃有生肉、大如—赤小豆。治之、剉—菱翹草根各一升、以水一斗六升—煮之。竭—為取三升、則強飲。厚衣、坐於釜上。令汗出至足、已。発於股脛、名曰股脛疽。其状、不甚変、而癰膿搏骨。不急治、三十日死矣。発於尻、名曰鋭疽。其状、赤堅大。急治之。不治、三十日死矣。発於股陰、名曰赤施。不急治、六十日死。在両股之内、不治、十日而当死。発於膝、名曰疵癰。其状大、癰色不変。寒熱而堅者、勿砭石。砭石之者死。須其柔、乃砭石之者生。諸癰疽、之発於節、而相応者、不可治也。発於陽者、百日死。発於陰者、三十日死。発於脛、名曰兎嚙。其状、赤至骨。急治之。不治、害人也。発於内踝、名曰走緩。其状癰也。色不変。数砭石其輪、而止其寒熱、不死。発於足上下、名曰四淫。其状大癰。不急治之、百日死。発於足旁、名曰厲癰。其状不大。初如小指発。急治之、去其黒者。不消輒益、不治、百日死。発於足指、名日脱癰。其状赤黒、死不治。不赤黒、不死。治之不衰、急斬之、不則死矣。黄帝曰、夫子言、癰、疽、何以別之？　岐伯曰、営気稽留於経脈之中。則血渋而不行、不行則衛気従之、而不通。壅遏而不得行、故熱。大熱不止、熱勝則肉腐、肉腐則為膿。然不能陥於骨髄、骨髄不為焦枯、五臓不為傷、故命曰癰。黄帝曰、何謂疽？　岐伯曰、熱気淳盛、下陥肌膚、筋髓枯、内連五臓。血気竭、当其癰下筋骨、良肉皆無余、故命曰疽。疽者、上之皮夭以堅、扰如牛領之皮。癰者、其皮上薄以沢。此其候也。

＊馬刀挟癭は、馬刀が腋下リンパ結核。挟癭が頚部リンパ結核。栝樓はカラスウリのこと。蔆はヒシ、翹はレンギョウ。最後の衛気が壅遏されると発熱するのは、衛気が熱だから蓄積すれば発熱する。

【著者】 淺野　周（あさの　しゅう）中国医学翻訳家　鍼灸師（北京堂鍼灸）

出版書籍

『完訳鍼灸大成』『刺鍼事故』『最新鍼灸治療165病』『美容と健康の鍼灸』『頭皮鍼治療のすべて』『火鍼マニュアル』『超初心者用・鍼灸院治療マニュアル』（三和書籍）『全訳経絡学』『全訳中医基礎理論』『全訳中医診断学』『全訳鍼灸治療学』『全訳鍼法灸法学』『全訳鍼灸医籍選』『実用急病鍼灸学』『鍼灸院開業マニュアル』『鍼灸院開業マニュアルDVDⅠ・Ⅱ』（たにぐち書店）『鍼灸学釈難』『経外穴110選』『鍼灸実技71選』『急病の鍼灸治療』『難病の鍼灸治療』（源草社）『刺血療法（共著）』（緑書房）

略歴

1956年　島根県生まれ　1985年　学生時代に三寸三番を使った大腰筋刺鍼を開発
1987年　明治東洋医学院鍼灸科卒　1990年　北京中医学院針推系進修生終了
1990年　八束郡東出雲町にて自宅で北京堂を開業
1992年　松江北京堂を開業　翌1993年閉店　1995年　北京留学　翌1996年帰国
1997年　北京堂西川津店を開業　2001年閉店
1998年　北京堂ホームページを開設　治療法を公開
2004年　北京堂沼袋店を開業　2006年　北京堂生麦店を開業
2009年　北京堂松江店を開業　2010年　北京堂仙川店を開業
2011年　北京堂京都店を開業　2013年　北京堂綾瀬店を開業
このあとも続々と鍼灸院を開業させている。

淺野周校正　霊枢 原文（鍼経）

2018年9月13日　第1版第1刷発行　　著者　淺野　周

発行者　高橋　考
発行所　三和書籍
〒112-0013　東京都文京区音羽2-2-2
TEL 03-5395-4630　FAX 03-5395-4632
info@sanwa-co.com
http://www.sanwa-co.com
ISBN978-4-86251-319-9 C3047
印刷所／製本　中央精版印刷株式会社

好評発売中

Sanwa co.,Ltd.

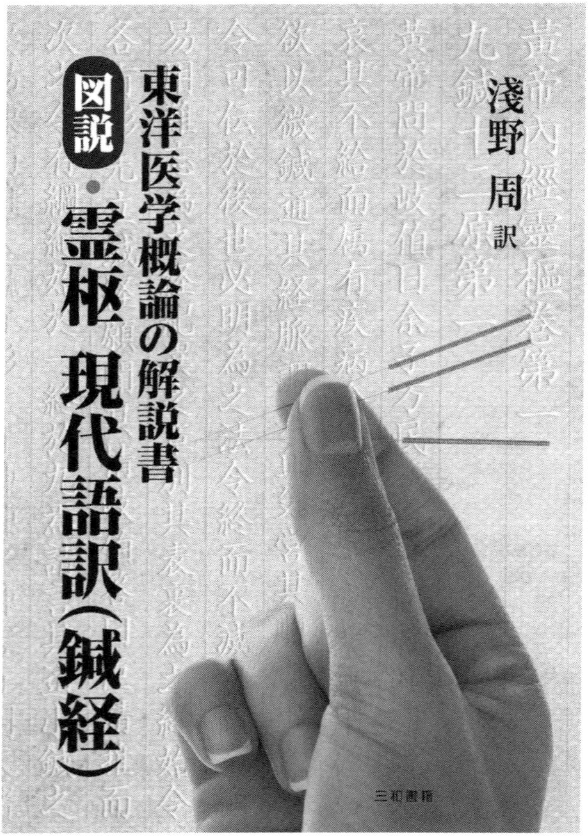

東洋医学概論の解説書　図説・霊枢 現代語訳（鍼経）

浅野周 訳

A5 判／並製／ 386 頁　本体 3,800 円＋税

古典の三大鍼灸書とは『鍼灸甲乙経』『鍼灸大成』と本書の『霊枢』である。『霊枢』が書かれた時代は、まだ紙がなく、木簡や竹簡に書かれていたため、文字が判読できなかったり、ページが前後していたりと、きちんとした形の翻訳本は存在していなっかた。鍼灸の一治療家として、この三大鍼灸書を現代語に訳して残したい、という著者の希望で作成された。
本書は、古代の文字などは読みにくいため、同じ意味の現代の文字と入れ替えたりするなど、著者が工夫して訳している。